SUSANNA BINGEMER

CHIA

Das Superkorn für den Stoffwechsel-Kick

QUALITÄTS
G|U
GARANTIE

DIE GU-QUALITÄTSGARANTIE

Wir möchten Ihnen mit den Informationen und Anregungen in diesem Buch das Leben erleichtern und Sie inspirieren, Neues auszuprobieren. Bei jedem unserer Produkte achten wir auf Aktualität und stellen höchste Ansprüche an Inhalt, Optik und Ausstattung.
Alle Informationen werden von unseren Autoren und unserer Fachredaktion sorgfältig ausgewählt und mehrfach geprüft. Deshalb bieten wir Ihnen eine 100 %ige Qualitätsgarantie.

Darauf können Sie sich verlassen:
Wir legen Wert darauf, dass unsere Kochbücher zuverlässig und inspirierend zugleich sind. Wir garantieren:
- dreifach getestete Rezepte
- sicheres Gelingen durch Schritt-für-Schritt-Anleitungen und viele nützliche Tipps
- eine authentische Rezept-Fotografie

Wir möchten für Sie immer besser werden:
Sollten wir mit diesem Buch Ihre Erwartungen nicht erfüllen, lassen Sie es uns bitte wissen! Wir tauschen Ihr Buch jederzeit gegen ein gleichwertiges zum gleichen oder ähnlichen Thema um. Nehmen Sie einfach Kontakt zu unserem Leserservice auf. Die Kontaktdaten unseres Leserservice finden Sie am Ende dieses Buches.

GRÄFE UND UNZER VERLAG. *Der erste Ratgeberverlag – seit 1722.*

KV

THEORIE

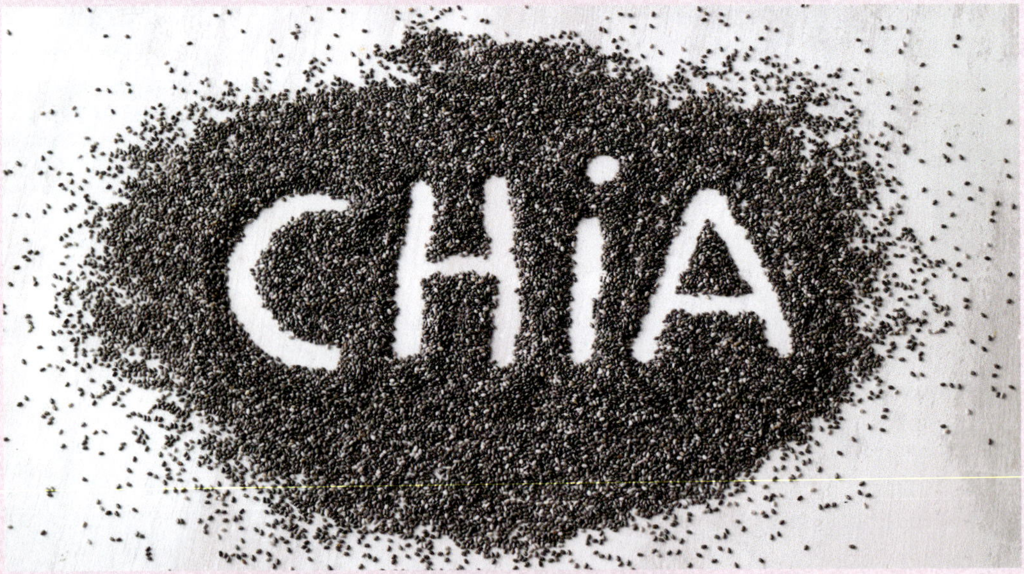

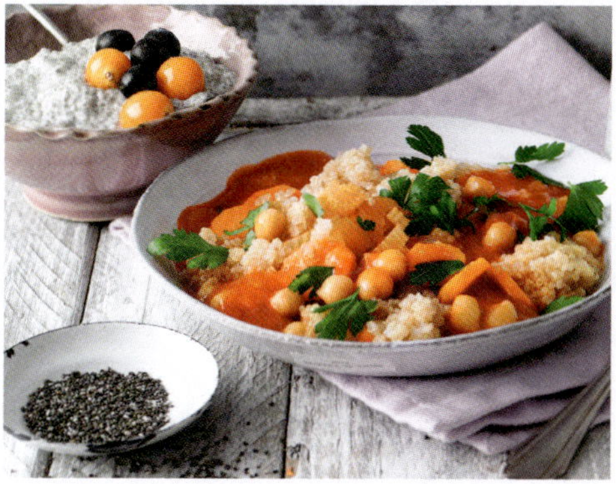

PRAXIS

SERVICE

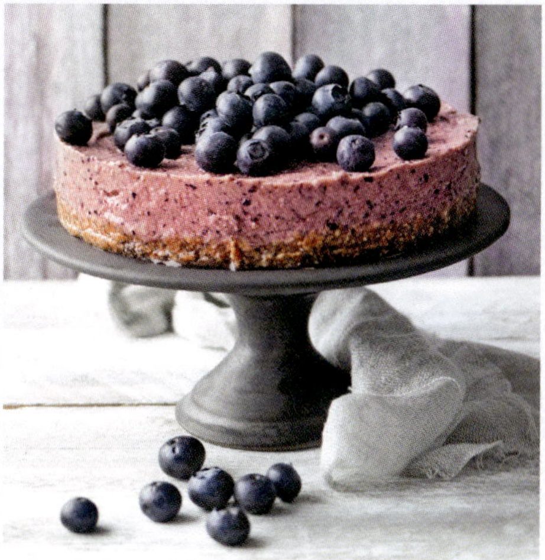

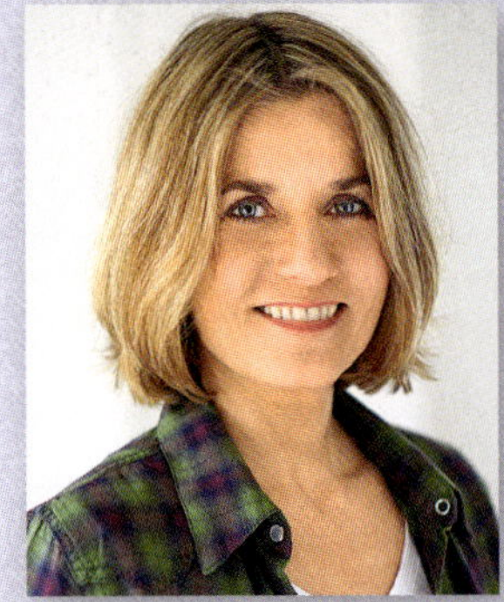

SUSANNA BINGEMER

ist Journalistin, Autorin und Expertin für gesunde Ernährung

»Die Entdeckung einer neuen Speise fördert das Glück der Menschheit mehr als die Entdeckung eines neuen Gestirns.«

JEAN ANTHELME BRILLAT-SAVARIN, FRANZÖSISCHER SCHRIFTSTELLER UND GASTROSOPH

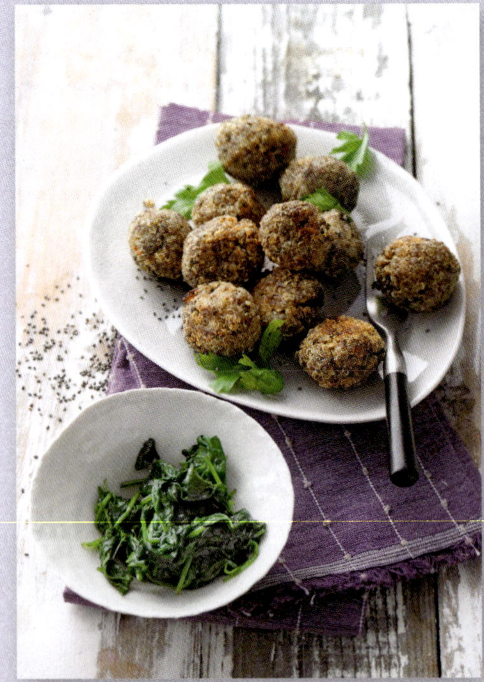

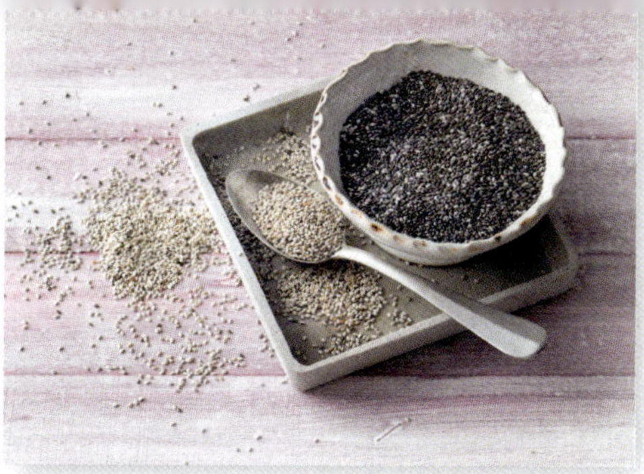

VOLLE KRAFT VORAUS …

Wer sich mit gesunder Ernährung beschäftigt, stößt unweigerlich auf sie: Die kleinen Chia-Samen aus Mittelamerika sind auch bei uns in aller Munde, denn sie machen satt, sind gesund, vielseitig und gleichzeitig in der Küche so einfach zu verwenden. Ob Sie Sportler sind oder Veganer, figurbewusst oder einfach ein Gesundheitsfan – Sie werden die nährstoffreichen Samen lieben.

Auch für mich sind Chia-Samen eines meiner liebsten Superfoods. Mein morgendlicher Chia-Pudding gehört zu einem guten Tag einfach dazu – er gibt mir ein angenehmes, lang anhaltendes Gefühl der Sättigung, ohne mich zu beschweren. Außerdem schmeckt er mir hervorragend. Ich habe mehr Energie, bessere Laune und inzwischen auch ein paar Pfunde weniger auf den Rippen.

Weil Chia-Samen die Verdauung in Schwung bringen, kurbeln sie auch den Stoffwechsel an. Ich selbst weiß aufgrund einer Schilddrüsenkrankheit nur zu gut, wie wichtig ein funktionierender Stoffwechsel für das Wohlbefinden ist. Deshalb möchte ich Ihnen mit dem dreiwöchigen Chia-Programm in diesem Buch nicht nur die volle Kraft der sagenhaften Samen vorstellen, sondern auch einfache Tipps in Sachen Stoffwechsel. Daneben zeigen viele köstliche Rezepte, dass Chia-Samen auch kulinarisch echte Kraftprotze sein können. Folgen Sie mir in die Welt dieses wunderbaren Aztekenkorns.

Susanna Bingemer

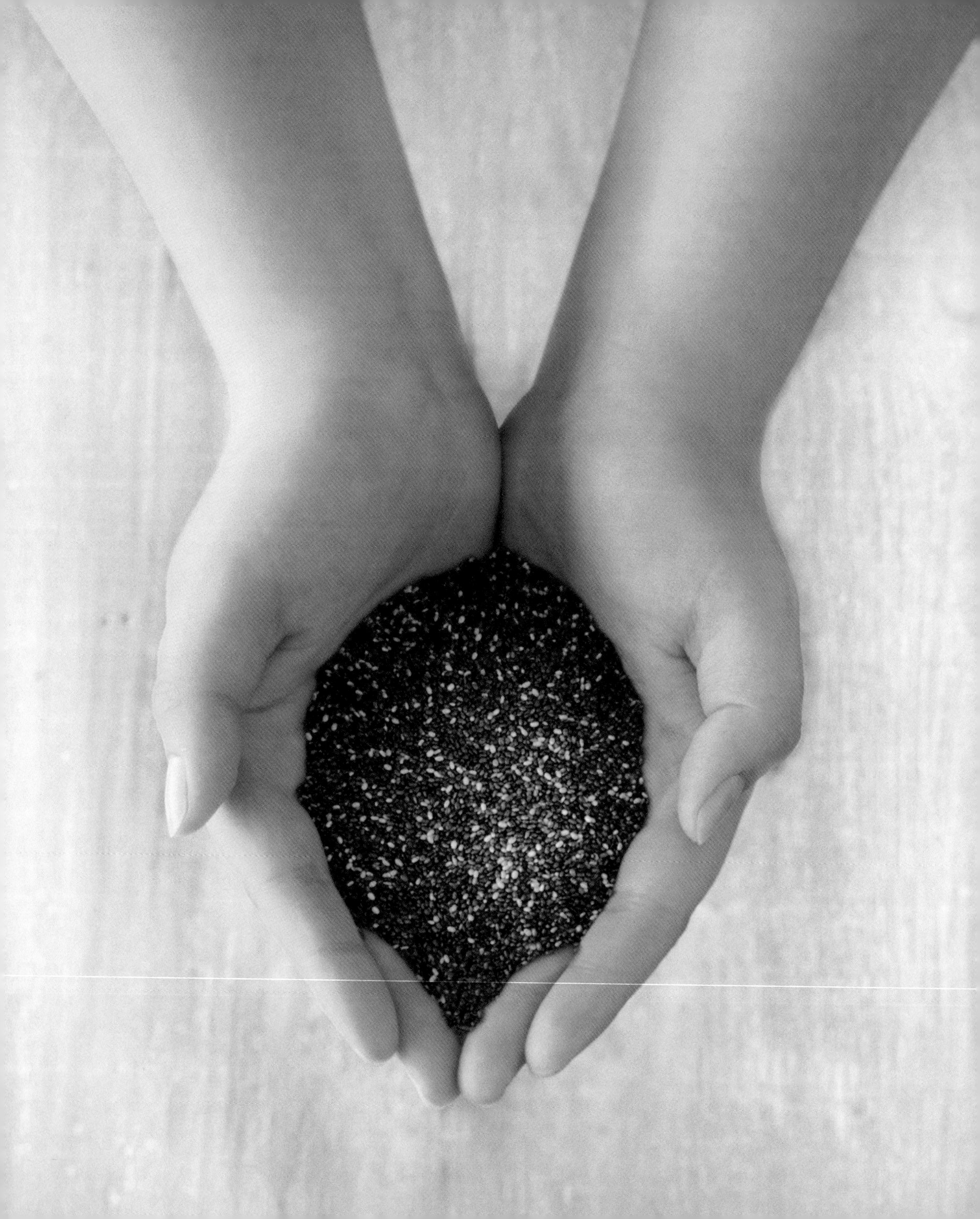

CHIA – SUPERKORN MIT SUPERKRAFT

DIE KLEINEN SAMEN EINER MEXIKANISCHEN WÜSTENPFLANZE WERDEN AUCH HIERZULANDE IMMER BELIEBTER. UND DAS IST KEIN WUNDER: DENN SIE MACHEN SATT, FIT UND STECKEN VOLLER NÄHRSTOFFE. AUSSERDEM BEREICHERN SIE AUCH KULINARISCH JEDEN SPEISEPLAN.

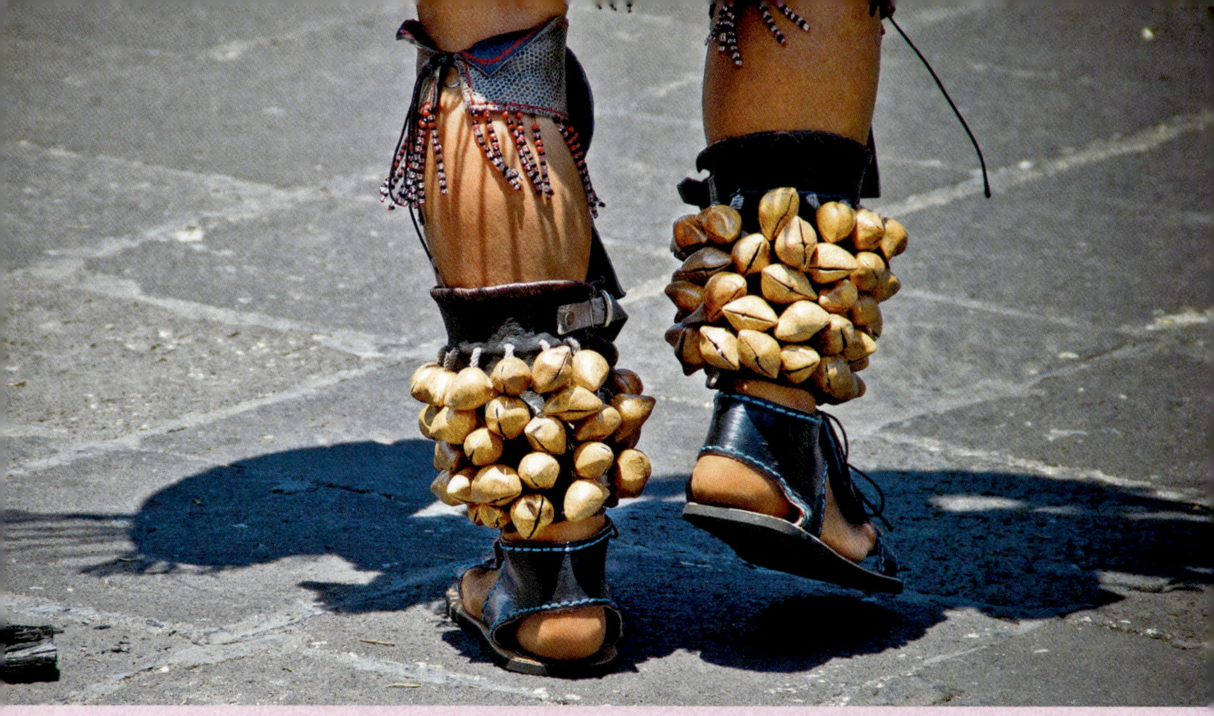

CHIA – DIE GESCHICHTE

Bis vor wenigen Jahren waren Chia-Samen bei uns noch völlig unbekannt, inzwischen hat sich ihr enormer Nährstoffgehalt herumgesprochen und es gibt sie fast überall zu kaufen. In den vergangenen zwei Jahren stieg der Absatz im deutschen Lebensmittelhandel sprunghaft an. Chia-Samen sind hierzulande DAS neu entdeckte Nahrungsmittel. Dabei ist Chia keineswegs neu. Schon 3500 v. Chr. galt es in Mittelamerika als kraftspendende Nahrung. Die Samen gehörten neben Mais und Bohnen zu den Grundnahrungsmitteln. In der Maya-Sprache ist Chia das Wort für Stärke/Kraft.

Kraftnahrung der Azteken

Richtig berühmt als Superfood für Kraft, Ausdauer und Energie wurde Chia um 2500 v. Chr. bei den Azteken. Die Samen stärkten aztekische Krieger bei der Jagd und im Kampf. Es heißt, nur zwei Esslöffel eingeweichte Chia-Samen verliehen ihnen Kraft für einen ganzen Tag. Wurde ein Krieger verletzt, legte er sich Chia gegen Infektionen auf die Wunden. Aztekische Mediziner verwendeten Chia-Gel ▸ **siehe Seite 28** gegen Magen-Darm-Krankheiten, Frauen nutzten die Samen für eine schnellere Geburt und als Schönheitselixier. Mit Chia-Öl machten Künstler die Farben ihrer Gemälde haltbar, in religiösen Zeremonien diente Chia als Opfergabe. Die Samen hatten eine so große Bedeutung, dass die Spanier die riesigen Chia-Felder der Azteken bald nach ihrer Ankunft in Amerika abbrannten, um die Hochkultur zu schwächen und schließlich für immer zu zerstören.

Das Geheimnis der Superläufer

Chia verschwand weitgehend aus der Landwirtschaft, nur in einigen abgelegenen Tälern bauten es amerikanische Ureinwohner heimlich weiter an, in einigen Regionen Mexikos und der USA wuchs es auch wild. So konnten die Samen jahrhundertelang überleben, bis sie mit dem Gesundheitsboom in den 1960er-Jahren in amerikanischen Naturkostläden wieder auftauchten. Doch erst der mexikanische Schnellläufer Cirildo Chacarito verhalf den Samen 1997 zu einem weitreichenden Comeback: Der Ureinwohner vom Stamm der Tarahumara siegte bei einem 100-Meilen-Lauf in Kalifornien, bei dem mehr als 3 000 Höhenmeter überwunden werden mussten. Chacarito, damals schon 52 Jahre alt, war seinen viel jüngeren und mit modernem Equipment ausgestatteten Mitläufern gut eine halbe Stunde voraus. Als einzige Energiequelle nutzte er Chia. Der amerikanische Journalist Christopher McDougall reiste daraufhin zu den Tarahumara und schrieb ein Buch über ihre Lauftechnik und das Geheimnis ihrer Ausdauer: Sie mahlen Chia-Samen und mischen sie mit Wasser zu einem Gel, das sie vor und während ihrer Läufe essen. McDougalls Buch »Born to Run« wurde ein Bestseller und Chia ein Trend-Superfood.

TIPP

CHIA SELBST ZIEHEN

Obwohl das Klima bei uns nicht optimal ist, können Sie Chia auch selbst ziehen: Die Samen ab Anfang Mai keimen lassen ▸ **siehe Seite 29**, dann einzeln mit etwa zwei Zentimeter Abstand in einen Topf mit Erde legen, mit etwas Erde bedecken und feucht halten. Dabei Staunässe vermeiden. Wenn die Pflänzchen Ende Mai etwa sieben Zentimeter groß sind, ins Freie an ein eher sonniges Plätzchen setzen. Im September blüht die Chia-Pflanze, ab Oktober können Sie die Samen ernten.

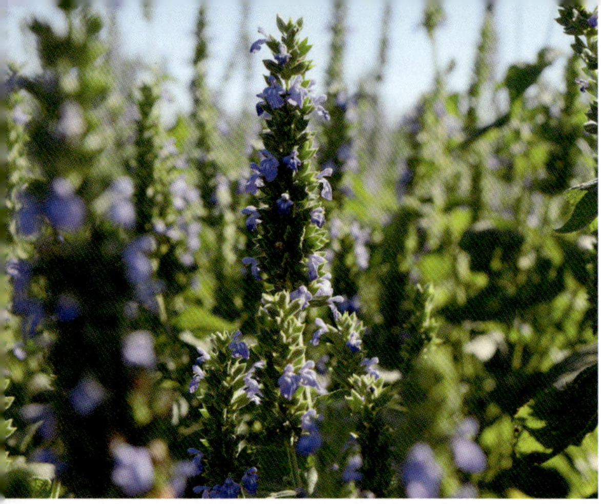

Mit ihren hellblauen bis purpurfarbenen Blütenständen ähnelt die Chia-Pflanze dem Salbei.

Die Chia-Pflanze

Das einjährige Kraut kann bis zu zwei Meter hoch werden, ist sehr widerstandsfähig und gehört zur Gattung des Salbeis. Der lateinische Name *Salvia hispanica* geht wahrscheinlich auf den Naturforscher Carl von Linné zurück, der die Pflanze im 18. Jahrhundert irrtümlicherweise der spanischen Vegetation zugeordnet hat, obwohl ihre Heimat in Mexiko liegt. Chia gedeiht am besten in trockenen und kargen Böden. Trockenzeiten verträgt die Pflanze gut, Staunässe und Frost gar nicht. Im Herbst blühen die Pflanzen an ihren langen Blütenständen hellblau, purpurn oder weiß – ähnlich wie Salbei. Geerntet werden die grauen, schwarzen oder weißen Schließfrüchte oder Samenkapseln. In unseren Breiten fällt der Ertrag allerdings eher gering aus.

Weiße und schwarze Samen

Braune oder leicht rötliche Samen sind noch unreif. Sie enthalten weniger Nährstoffe, quellen nicht so gut und schmecken leicht bitter. Ob die Samen schwarz oder weiß sind, hängt dagegen von der Pflanze ab. Eine Varietät von Chia produziert nur weiße Samen und blüht auch weiß. Diese Pflanzen sind etwas größer als die mit schwarzen Samen. Weil Letztere aber einen höheren Ertrag bringen, bauten die Azteken vor allem Pflanzen mit dunklen Samen an. Chia-Pflanzen mit weißen Samen starben fast aus. Heute sind jedoch die weißen Samen beliebter, denn sie färben die Speisen nicht dunkel. Allerdings sind sie auch etwas teurer. Bei den Inhaltsstoffen gibt es geringfügige Unterschiede: Schwarze Chia-Samen enthalten etwas mehr Proteine als weiße, dafür weisen diese einen höheren Gehalt an Alpha-Linolensäure, einer Omega-3-Fettsäure, auf.

Ein Pseudogetreide

Wie Amarant, Buchweizen oder Quinoa gilt Chia als Pseudogetreide. Das bedeutet, die Samen können ähnlich wie Getreide verwendet werden. Allerdings besitzen sie kein Gluten. Ein Teig aus Chia-Mehl würde deshalb einfach auseinanderlaufen. Aus diesem Grund ist Chia in Backwaren immer nur eine ergänzende Zutat. Allerdings eine mit besonderer Wirkung: Weil die Samen in Wasser so stark aufquellen, werden Backwaren mit Chia schön saftig.

INFO

SUPERFOODS

Eine wissenschaftliche Definition gibt es noch nicht, doch den Begriff Superfoods kennt inzwischen fast jeder. Es handelt sich um pflanzliche Nahrungsmittel, in denen wertvolle Nährstoffe in ungewöhnlich hoher Konzentration stecken. Superfoods bersten geradezu vor Vitaminen, Mineralstoffen, leicht verdaulichen Proteinen, wertvollen Fettsäuren und sekundären Pflanzenstoffen. Sie wachsen überall auf der Welt. In ihren Herkunftsländern haben sie oft auch in der naturheilkundlichen Medizin Tradition: etwa die Goji-Beere in der Traditionellen Chinesischen Medizin, die Kakaobohne bei den Azteken oder die Brennnessel bei unseren Naturheilkundlern. Mit ihrer Fülle an Mikronährstoffen unterstützen Superfoods Körper und Immunsystem. Die Wirkung ihrer Vitalstoffe wird noch verstärkt durch deren günstige Zusammensetzung in den Nahrungsmitteln. Zudem sind Superfoods sehr gut bioverfügbar – unser Körper kann sie also leicht aufnehmen und bestens verwerten. Das alles gilt jedoch nur für vollständige, natürliche Nahrungsmittel. Neben Chia zählen zu den exotischen Superfoods auch Quinoa, Moringa, Acai-Beeren und die Maca-Wurzel. Heimische Superfoods sind unter anderen Leinsamen, Walnüsse, Heidelbeeren, grünes Blattgemüse und Wildkräuter.

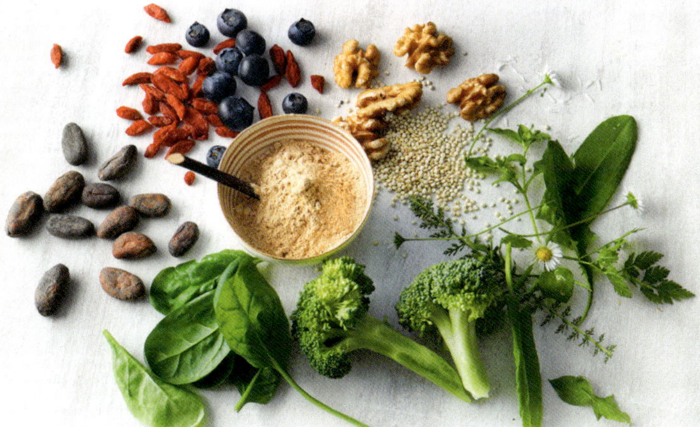

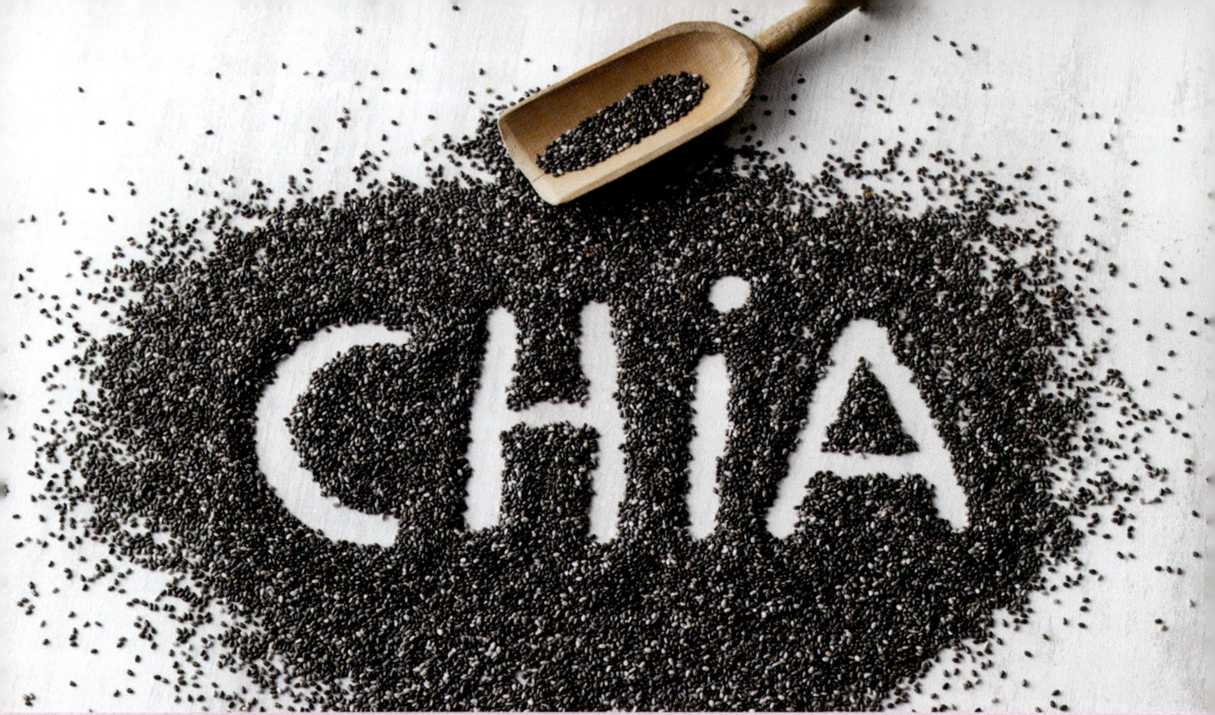

DAS STECKT DRIN

Chia-Samen sind ein natürliches, glutenfreies Vollkorn-Nahrungsmittel und wahre Nährstoffbömbchen. Während viele andere exotische Superfoods bei uns nur in einer verarbeiteten Form, beispielsweise als Pulver, erhältlich sind, können wir Chia völlig naturbelassen kaufen. Die Samen liefern uns genau die Vitalstoffe, die in unserer heutigen westlichen Ernährung oft fehlen. So enthält Chia unter anderem sechsmal mehr Kalzium als Milch und achtmal mehr Omega-3-Fettsäuren als Zuchtlachs. Der Körper bekommt mit den Samen alles, was er braucht. Deshalb fühlen sich viele nach dem Verzehr von Chia voller Energie. Heißhungerattacken bleiben aus und sogar das seelische Befinden kann sich bessern. Ganz nebenbei schmelzen auch die Pfunde. Die wichtigsten Inhaltsstoffe der kleinen Samen stelle ich Ihnen auf den folgenden Seiten vor.

Omega-3-Fettsäuren

Geradezu berühmt sind Chia-Samen wegen ihres hohen Gehalts an Omega-3-Fettsäuren. Neben den Omega-6-Fettsäuren sind diese essenziellen Fettsäuren die einzigen, die der Körper nicht selbst bilden kann und deshalb mit der Nahrung aufnehmen muss. Unsere übliche Ernährung enthält meist viele Omega-6-Fettsäuren, während die Omega-3-Fettsäuren, die beispielsweise in Fisch reichlich enthalten sind, oft fehlen.
Chia-Samen bestehen zu fast 20 Prozent aus Omega-3-Fettsäuren. Das ist der höchste Anteil, der bei Pflanzen vorkommt. Ein ausgewogenes Verhältnis von Omega-3- und Omega-6-Fettsäuren hilft dem Körper, den Blutdruck zu senken, das Immunsystem zu stärken und schützt vor Herzkrankheiten. Omega-3-Fettsäuren beugen zudem Diabetes vor, wirken entzündungshemmend und verbessern die Konzentrationsfähigkeit.

Proteine

Chia-Samen enthalten rund 20 Prozent Eiweiß. Doch nicht nur wegen dieses enorm hohen Proteingehalts eignen sie sich gut als pflanzliche Alternative zu Fleisch oder Fisch. Die Chia-Proteine liefern zudem alle essenziellen Aminosäuren, die der Körper braucht. So ein komplettes Aminosäureprofil ist bei pflanzlicher Nahrung selten. In den Samen stecken beispielsweise hohe Anteile der essenziellen Aminosäure Tryptophan, die den Serotoninspiegel und somit die Laune anheben kann. Alle Aminosäuren in Chia liegen zudem in einem für den Körper gut verwertbaren Verhältnis vor. Ihre sogenannte biologische Wertigkeit ist sehr hoch. In 100 Gramm Chia-Samen stecken knapp 20 Gramm Eiweiß, also etwa genauso viel wie in Lachs.
Aus Proteinen bildet unser Organismus körpereigenes Eiweiß, das in fast allen Organen steckt und unseren Stoffwechsel reguliert. Proteine steigern die Konzentration und die Energie, reduzieren Heißhunger und helfen, Muskelmasse aufzubauen.

Ballaststoffe

Die lebenswichtigen Faserstoffe kommen fast nur in pflanzlicher Nahrung vor. Es gibt wasserlösliche wie Pektine, die vor allem in Obst und Gemüse stecken, und wasserunlösliche wie Zellulose, die in Getreide und Hülsenfrüchten enthalten sind. Ihre Wirkung in Kürze: Sie füllen den Magen und sättigen, lassen den Blutzuckerspiegel langsamer ansteigen und sorgen für eine gute Verdauung. Zudem binden sie schädliche Stoffe im Körper an sich, die sie dann über den Darm entsorgen. Ernährungsexperten empfehlen, täglich 30 Gramm Ballaststoffe zu essen. Im Schnitt nehmen wir mit unserer Nahrung aber weniger als 20 Gramm zu uns. Hier können Chia-Samen, die zu

34 Prozent aus Ballaststoffen bestehen, Abhilfe schaffen: Ein gehäufter Esslöffel bietet 5 Gramm Ballaststoffe – und zwar vor allem die wichtigen wasserunlöslichen.

Mineralien & Spurenelemente

Mineralien und Spurenelemente sind wichtige Bausteine für unsere Knochen, unser Blut und die Zähne. Mineralstoffe wirken zudem ausgleichend auf den Säure-Basen-Haushalt. In der heutigen konventionellen Landwirtschaft werden die Böden jedoch oft so ausgelaugt, dass die Pflanzen weniger Mineralien aufnehmen können. Manche Menschen leiden deshalb an einem Mineralstoffmangel, der ihr Immunsystem schwächt und sie anfällig für Infektionen macht. Chia-Samen weisen sehr viele Mineralien und Spurenelemente auf und das ist selten bei Getreide und Ölsaaten. Zudem machen die in Chia ebenfalls enthaltenen sekundären Pflanzenstoffe, Vitamine und Aminosäuren die Mineralien für uns besser verwertbar.
Hier die wichtigsten Mineralstoffe und Spurenelemente, die Chia zu bieten hat:

Kalzium

100 Gramm Chia enthalten bis zu 600 Milligramm Kalzium, also etwa sechsmal so viel wie Milch. Dieses Mineral benötigt der Körper vor allem für den Knochenaufbau und als Schutz vor Osteoporose. Kalzium unterstützt zudem den Fettabbau.

Eisen

Chia-Samen sind auch eine gute Eisenquelle: 100 Gramm enthalten etwa 7 Milligramm des wichtigen Minerals. Eisen braucht der Organismus, um den roten Blutfarbstoff Hämoglobin aufzubauen, der eine wichtige Rolle für die Versorgung der Zellen mit Sauerstoff spielt. Besonders Frauen, Vegetarier und Athleten leiden häufig unter Eisenmangel.

Kalium

Dieses Mineral ist wichtig für unseren Säure-Basen-Haushalt. Zusammen mit seinem Gegenspieler Natrium, also Kochsalz, ist Kalium zuständig für alle elektrischen Impulse im Körper. Wichtig dafür ist ein ausgewogenes Kalium-Natrium-Verhältnis. Normalerweise nehmen wir heute mit unserer typisch westlichen Nahrung zu viel Salz zu uns. Deshalb ist es oft empfehlenswert, zusätzlich Kalium zuzuführen. Mit etwa 400 Milligramm pro 100 Gramm haben Chia-Samen einen hohen Kaliumgehalt.

Magnesium

Magnesium steckt in Knochen, Zähnen und Muskeln. Es aktiviert lebensnotwendige Enzyme im Körper und liefert Energie für die Zellen. Es entspannt Herz und Nerven und wirkt deshalb gegen Stress. Diabetiker, Schwangere und Sportler brauchen besonders viel Magnesium. In 100 Gramm Chia-Samen stecken etwa 300 Milligramm dieses wertvollen Minerals.

Phosphor

Mit bis zu 800 Milligramm pro 100 Gramm sind die Samen auch reich an Phosphor. Wie Kalzium ist das Mineral wichtig für Knochen und Zähne. Es hilft bei der Verwertung von Glukose – pusht also den Energiestoffwechsel der Zellen.

Zink

Dieses Spurenelement spielt eine besondere Rolle für unser Immunsystem, die Gehirnfunktion und die Fortpflanzung. Es ist an der Bildung von hunderten Enzymen beteiligt, fördert die Wundheilung, die Erneuerung der Zellen und die Muskel- und Nervenkoordination. Zudem unterstützt Zink die Reparatur der DNA und die Entgiftung des Körpers von Schwermetallen. Chia-Samen liefern pro 100 Gramm etwa 5 Milligramm Zink.

Kupfer

Das essenzielle Spurenelement ist Bestandteil vieler Enzymvorgänge im Körper. Am meisten Kupfer befindet sich in unserem Gehirn, dem Herz und der Leber. Kupfer hält das Nervensystem gesund und stärkt das Immunsystem. Es neutralisiert gefährliche freie Radikale und schützt vor frühzeitigem Ergrauen und fahler Haut. Einen erhöhten Kupferbedarf haben Menschen, die viel Fleisch, Milch- und Fertigprodukte essen. 100 Gramm Chia-Samen enthalten 1,5 Milligramm Kupfer.

Mangan

Das Spurenelement Mangan unterstützt den Aufbau von Knochen, Knorpelgewebe und Bandscheiben. Außerdem aktiviert es Verdauungsenzyme.
Mangan ist an vielen Stoffwechselvorgängen in unserem Körper beteiligt, es normalisiert unseren Blutzuckerspiegel und fördert die Koordination von Nerven, Gehirn und Muskeln. 100 Gramm Chia-Samen enthalten etwa 2,3 Milligramm Mangan.

INFO

ANTIOXIDANTIEN

Antioxidantien stecken in natürlichen Lebensmitteln wie Obst und Gemüse. Zu den bekanntesten gehören die Vitamine C, E, A, Mineralstoffe wie Selen und Zink sowie Pflanzenstoffe wie Carotinoide. Antioxidantien können freie Radikale in unserem Körper unschädlich machen, sie heißen deshalb auch Radikalfänger. Freie Radikale sind aggressive Sauerstoffteilchen, die Körperzellen schädigen und auf lange Sicht zu Krankheiten führen können. Sie entstehen im Körper als Nebenprodukte des normalen Stoffwechsels, aber auch durch Rauchen, zu viel Fast Food, Alkohol, Stress oder Umweltgifte.

Vitamine

Auch viele wichtige Vitamine hat Chia zu bieten. Vitamine sind für unseren Stoffwechsel und viele andere Funktionen im Körper lebenswichtig. Doch leider ist nicht nur der Mineralstoffgehalt unserer Nahrungsmittel zurückgegangen, sondern auch ihr Gehalt an Vitaminen. Statt des berühmten einen Apfels am Tag (»an apple a day keeps the doctor away«) müssten wir heute wohl vier bis fünf Äpfel essen, um auf die gleiche Menge Vitamin C zu kommen wie vor 100 Jahren. Gründe dafür sind nicht nur die Böden auslaugende Landwirtschaft, sondern oft auch zu lange Lagerung und unsachgemäße Zubereitung der Lebensmittel. So ist zum Beispiel Vitamin C sehr hitzeempfindlich, beim Kochen wird es zerstört. Längst haben Wissenschaftler zudem festgestellt, dass synthetisch hergestellte Vitaminprodukte nicht nur schlecht vom Körper aufgenommen werden können, sondern generell mit Vorsicht zu genießen sind – sie können sogar toxisch wirken. Chia-Samen hingegen helfen uns, die täglich benötigte Vitaminmenge in natürlicher Form zu uns zu nehmen. Die wichtigsten in Chia enthaltenen Vitamine sind:

Vitamin A

Das stark antioxidativ wirkende Vitamin stärkt die Augen und die Haut und schützt beide vor schädlichen UV-Strahlen. Es fördert die Wundheilung und ein funktionierendes Immunsystem und es reguliert unseren Fettstoffwechsel.

Vitamin E

Schon zwei Esslöffel Chia decken 50 Prozent des Tagesbedarfs an Vitamin E. Es ist eines der kraftvollsten Antioxidantien und wirkt deshalb gegen viele Krankheiten und vorzeitige Alterserscheinungen.
Vitamin E ist das wichtigste unter den fettlöslichen Vitaminen, denn es schützt auch andere Antioxidantien wie Vitamin A vor der Oxidation. Vitamin E stärkt das Immunsystem und das Haar und sorgt für eine gute Spannkraft der Haut.
Studien haben jedoch gezeigt, dass das Vitamin all diese Wirkungen nur hat, wenn es aus natürlichen Quellen stammt.

Vitamin B

Die Vitamine der B-Gruppe unterstützen den Stoffwechsel, liefern Energie und gelten als Futter für die Nerven. Vitamin B_1 (Thiamin) hilft, Fette, Proteine und Kohlenhydrate zu verarbeiten, und stärkt das Herz und die Muskeln. Vitamin B_2 (Riboflavin) aktiviert die Nierenfunktion und die Bildung roter Blutkörperchen und Antikörper. B_2 hilft auch, Eisen und andere Vitamine optimal aufzunehmen. Vitamin B_3 (Niacin) ist wie B_1 und B_2 wichtig für die Energieproduktion sowie für die Verdauung, das Nervensystem und die Haut.

Vitamin C

Der Superstar unter den Vitaminen ist ein mächtiges Antioxidans: Vitamin C pusht das Immunsystem, wirkt gegen Bakterien und Viren und schützt so vor Krankheiten und Alterungsprozessen. Es neutralisiert Gifte und stärkt die Haut und das Bindegewebe. Da der Körper Vitamin C nicht speichern kann, sollte man es täglich zuführen.

Noch mehr Antioxidantien

Neben diesen antioxidativ wirkenden Vitaminen, Mineralien und Spurenelementen stecken in Chia-Samen noch weitere hochwirksame Radikalfänger: die Polyphenole. Zu diesen effektiven sekundären Pflanzenstoffen gehören Phenolsäuren wie die in Chia enthaltenen Kaffee-, Chlorogen- und Kumarinsäuren und auch Flavonoide wie Quercetin oder Myricetin. Diese Stoffe übertreffen die Wirkung bekannter Antioxidantien wie Vitamin C oder E teilweise noch um ein Vielfaches. Polyphenole sind nicht nur für unsere Gesundheit wichtig, sondern verhindern zudem, dass die in Chia enthaltenen essenziellen Fettsäuren ranzig werden – das Geheimnis der langen Haltbarkeit von Chia-Samen.
Zusammenfassend kann man sagen, dass der Anteil an Antioxidantien in Chia zu den höchsten in den bisher bekannten Nahrungsmitteln gehört. Er übertrifft sogar den vieler anderer Superfoods.

INFO

NÄHRSTOFFE IM ÜBERBLICK

Chia punktet mit Nährstoffen – die wichtigsten finden Sie hier im Überblick. Die Angaben können je nach Sorte, Anbaugebiet und Klima leicht schwanken. 100 Gramm Chia haben im Schnitt 486 Kalorien und enthalten:

- 42 g Kohlenhydrate
- 35 g Ballaststoffe
- 31 g Fett – davon 24 g mehrfach ungesättigte Fettsäuren (18,5 g Omega-3- und 5,5 g Omega-6-Fettsäuren)
- 17 g Proteine

Außerdem enthalten die Samen folgende Mengen an Mineralien, Spurenelementen und Vitaminen:

- 860 mg Phosphor
- 631 mg Kalzium
- 407 mg Kalium
- 335 mg Magnesium
- 7,7 mg Eisen
- 4,6 mg Zink
- 2,6 mg Mangan
- 1,5 mg Kupfer
- 8,8 mg Vitamin B_3
- 1,6 mg Vitamin C
- 0,6 mg Vitamin B_1
- 0,5 mg Vitamin E
- 0,17 mg Vitamin B_2
- 0,016 mg Vitamin A

LEINSAMEN – EINE HEIMISCHE ALTERNATIVE?

Wie Chia-Samen gehören Leinsamen zu den Ölsaaten und haben auch ähnliche Eigenschaften. Deshalb gelten sie als heimische Alternative zu Chia. Doch es gibt auch Unterschiede.

Leinsamen sind als gesundes Nahrungsmittel seit Langem bekannt: Die braunen Samen und das aus ihnen gewonnene Öl dienten schon im antiken Griechenland zur Behandlung von allerlei Beschwerden. Heute kennen viele Leinsamen als mildes, natürliches Abführmittel. In den Samen stecken nämlich nicht nur viele Ballast-, sondern auch Schleimstoffe, die den Darminhalt weich und gleitfähig machen. Sie legen sich außerdem wie ein Schutzfilm über die Magen- und Darmschleimhaut und können deshalb bei chronischen Entzündungen helfen.

TOPQUELLE FÜR OMEGA-3-FETTSÄUREN

Zusammen mit Hanf- und Chia-Samen gehören Leinsamen zu den pflanzlichen Toplieferanten für Omega-3-Fettsäuren, die wir mit der Nahrung aufnehmen müssen. Besonders die Alpha-Linolensäure schützt wirksam Herz und Kreislauf. Außerdem ist Leinsamen die wohl beste Quelle für Lignane. Diese Phytohormone wirken ein wenig wie Östrogene und halten den Hormonhaushalt im Gleichgewicht. So helfen sie beispielsweise bei Wechseljahresbeschwerden.

LEINSAMEN SELBST SCHROTEN

Die kleinen Samen gibt es als ganze Körner oder geschrotet zu kaufen. Weil geschroteter Leinsamen wegen des empfindlichen Leinöls aber schnell ranzig wird, kaufen Sie am besten ganze Samen. Diese sollten Sie zu Hause selbst mahlen, denn nur wenn die Samen gemahlen sind, kann unser Körper alle wertvollen Nährstoffe aufschließen und verarbeiten. Empfehlenswert dafür sind eine kleine elektrische Kaffeemühle mit Schlagmesser oder ein Blender ▸ **siehe Seite 66**.

MENGE BEACHTEN UND VIEL TRINKEN

Nehmen Sie täglich nicht mehr als ein bis zwei Esslöffel Leinsamen zu sich, schließlich steckt auch viel Fett in den Samen. Und: Leinsamen können von Natur aus Spuren von Blausäure enthalten, die in größeren

Mengen giftig wirkt. Zudem gehört Lein zu den Pflanzen, die schädliches Kadmium aus dem Boden anreichern – bei Chia ist beides nicht der Fall. Wenn Sie ballaststoffreiche Nahrung nicht gewöhnt sind, beginnen Sie vorsichtshalber sogar mit nur ein bis zwei Teelöffeln Leinsamen am Tag. Und ganz wichtig: Viel trinken, am besten Wasser oder Kräutertee, damit die Saat im Verdauungstrakt gut quellen kann und Sie keine Verstopfung riskieren.

UNTERSCHIEDE ZU CHIA

In punkto Quellvermögen und Inhaltsstoffe gibt es also Ähnlichkeiten zwischen Lein- und Chia-Samen. Sie können sich in der Küche auch meistens gegenseitig ersetzen, aber nicht immer: So quellen Leinsamen nicht ganz so stark wie Chia-Samen. Den Klassiker Chia-Pudding können Sie mit Leinsamen allein nicht zubereiten. Außerdem würde das auch nicht schmecken: Im Gegensatz zu Chia, das wegen seines sehr neutralen Geschmacks gut mit anderen Aromen zu kombinieren ist, haben Leinsamen einen etwas öligen Eigengeschmack, der bei größeren Mengen schnell zu dominant wird. Auch bei der Gesundheitswirkung haben Chia-Samen die Nase vorne: Vor allem stecken in ihnen noch mehr Omega-3-Fettsäuren als in Leinsamen. Zudem müssen Chia-Samen nicht unbedingt gemahlen sein, damit unser Körper von ihnen profitieren kann. Auch wenn die Samen lange genug eingeweicht werden – am besten ein paar Stunden –, sind die Inhaltsstoffe gut verwertbar. Und: Chia-Samen sind deutlich länger haltbar als Leinsamen.

PREIS UND ÖKOBILANZ

Einen Vorteil haben Leinsamen aber auf jeden Fall: Sie sind ein sehr preiswertes Nahrungsmittel aus der Region, das keine langen Transportwege zurücklegen muss, um auf unserem Teller zu landen. Ein Kilogramm Leinsamen in Bioqualität gibt es schon ab circa 5 Euro, für ein Kilogramm Chia-Samen in Bioqualität müssen Sie im Internet etwa das Doppelte rechnen.

Leinsamen und Leinöl versorgen uns mit einer geballten Ladung Omega-3-Fettsäuren.

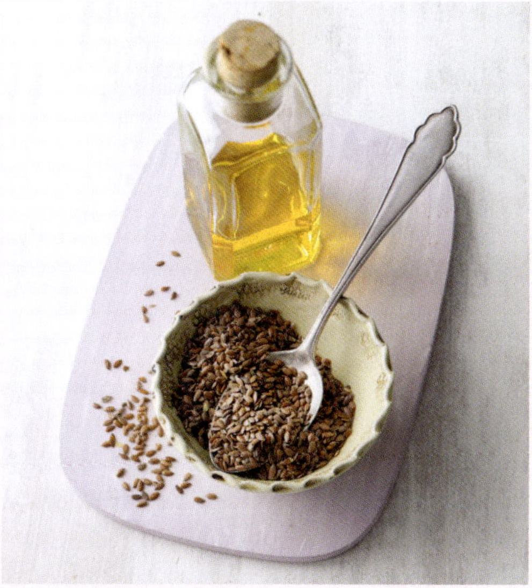

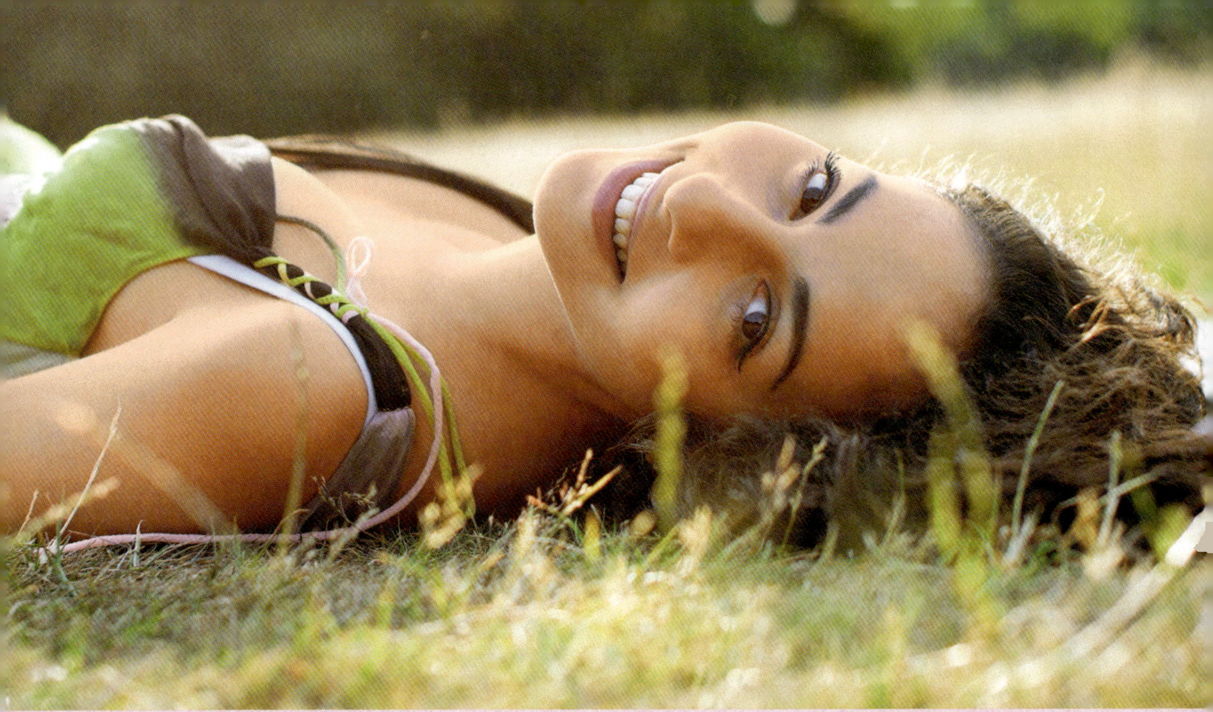

WIE UND WEM CHIA HILFT

Mit ihrer Fülle an Nährstoffen tragen Chia-Samen zu einer ausgewogenen und gesunden Ernährung bei. Das heißt, sie helfen uns, gesund und fit zu bleiben. Doch darüber hinaus können sie auch bestehende Krankheiten lindern. Wie wir uns erinnern, nutzten schon die Azteken die starke Heilwirkung der Samen. Natürlich können die kleinen Körner keine Wunder bewirken, es gibt aber viele Beschwerden, denen Sie mit Chia wirkungsvoll zu Leibe rücken können. Sogar bei ernsthaften Erkrankungen können die Samen möglicherweise helfen. Dies ist wissenschaftlich aber noch nicht ausreichend belegt. Deshalb beschränke ich mich im Folgenden darauf, die Wirkung von Chia auf verbreitete, allgemeine Beschwerden zu beschreiben. Außerdem lesen Sie in diesem Kapitel, wer von Chia-Samen besonders profitiert und wer vorsichtig sein sollte.

Diabetes

Gegen diese Volkskrankheit ist Chia eine gute Waffe – vorbeugend und therapeutisch. Der hohe Gehalt an Ballaststoffen in Chia-Samen trägt dazu bei, die Verdauung von Kohlenhydraten zu verlangsamen, und hilft so, den Blutzuckerspiegel zu regulieren. Der glykämische Index von Chia-Samen ist niedrig, was für Diabetiker entscheidend ist. Zudem hilft Chia, das Körpergewicht zu halten oder sogar zu reduzieren. Dies ist ebenfalls wichtig, denn Übergewicht ist ein Risikofaktor für Diabetes.

Entzündungen

Weil die Samen voller Omega-3-Fettsäuren und Antioxidantien stecken, können sie Entzündungsprozesse – etwa bei Rheuma oder Arthritis – hemmen. Ein Grund für Entzündungen im Körper ist ein Überschuss an Omega-6-Fettsäuren, der Oxidationsprozesse und damit entzündliche Reaktionen auslöst. Die Omega-3-Säuren in Chia bringen diesen Überschuss wieder ins Gleichgewicht. Bei langfristiger Einnahme können die Samen auch schmerzlindernd wirken.

Magen-/Darmbeschwerden

Bei Magen- und Darmbeschwerden kommt vor allem Chia-Gel ▸ **siehe Seite 28** zum Einsatz. Es beruhigt den irritierten Darm und hilft, die Darmschleimhaut zu heilen und eine gesunde Darmflora aufzubauen. Bei Sodbrennen saugt das Gel überschüssige Säuren auf.

Übergewicht

Dass Chia-Samen effektiv beim Abnehmen helfen, hat mehrere Gründe:

- Die Samen binden viel Flüssigkeit und dehnen sich im Magen bis zu ihrem zwölffachen Volumen aus. Das Gehirn bekommt die Meldung »satt«. Zudem wird Chia langsam verdaut, die Sättigung hält also lange an.
- Chia liefert außerdem viele Proteine. Sie sind zum Abnehmen wichtig, denn sie sorgen dafür, dass der Körper ausreichend schlank machende Hormone produziert. Zusätzlich fördern Proteine den Muskelaufbau und den Stoffwechsel.
- Auch die Ballaststoffe in Chia machen schnell und lange satt, unterstützen die Verdauung und kurbeln den Stoffwechsel an. Zudem halten sie den Blutzuckerspiegel konstant, was Heißhunger verhindert.
- Nicht zuletzt steckt in Chia viel Kalzium, das der Körper braucht, um Fett zu verbrennen. Außerdem sorgt Kalzium ebenfalls für lange Sättigung.

Die hohe Nährstoffdichte der Samen versorgt uns also mit allen wichtigen Vitalstoffen bei gleichzeitig wenigen Kalorien. Wir fühlen uns satt und energiegeladen.

Schlafprobleme

Auch zu gutem Schlaf verhelfen die Samen, denn sie sind reich an der Aminosäure Tryptophan, die unser Körper am Abend in das Schlafhormon Melatonin umwandelt. Chia enthält viel mehr Tryptophan als Geflügel, das für seinen hohen Tryptophangehalt bekannt ist. Wer seinem Abendessen etwas Chia zufügt, schläft also meist besser.

Chia-Samen für alle

Ob jung oder alt, dick oder dünn, gesund oder krank – jeder kann von den positiven Wirkungen der Chia-Samen profitieren. Besonders nützlich sind die Samen für …

… Menschen, die Sport treiben

Vor allem Ausdauersportler haben einen erhöhten Nährstoffbedarf: Weil sich bei extremen Belastungen wie beispielsweise beim Langstreckenlauf freie Radikale bilden, werden mehr Antioxidantien benötigt. Außerdem verleiht Chia für lange Zeit Energie und reguliert den Flüssigkeitshaushalt.

… Menschen, die abnehmen möchten

Chia sättigt lange, kurbelt die Verdauung an und stellt jede Menge wertvolle Nährstoffe bei gleichzeitig wenigen Kalorien zur Verfügung. Außerdem schenken die Samen uns Energie für sportliche Aktivitäten.

… Menschen, die unter Bluthochdruck leiden

Bluthochdruck ist der größte Risikofaktor für Herz-Kreislauf-Erkrankungen. Die hohe Konzentration der Nährstoffe in Chia-Samen kann dazu beitragen, dass sich der Blutdruck von Hochdruckpatienten senkt. Verantwortlich sind dafür unter anderem die Omega-3-Fettsäuren: Sie werden von der Leber in die hormonähnliche Substanz Thromboxan A_3 umgewandelt, die die Arterien entspannt – im Gegensatz zu Omega-6-

WICHTIG

WER MIT CHIA-SAMEN VORSICHTIG SEIN SOLLTE:

Menschen, die Mittel gegen niedrigen Blutdruck oder Blutverdünner einnehmen, sollten mit ihrem Arzt sprechen, bevor sie Chia-Samen ausprobieren. Denn Chia senkt den Blutdruck und wirkt blutverdünnend.
Menschen mit Verdauungsstörungen, die sonst nur wenig ballaststoffreiche Nahrung zu sich nehmen, gewöhnen sich am besten langsam an Chia. Es könnte sonst zu Blähungen oder Verstopfungen kommen.
Auch wer auf Senfsamen oder Sesam allergisch ist, sollte zunächst nur kleine Mengen Chia probieren.

Fettsäuren, aus denen Thromboxan A_2 entsteht, das die Arterien verengt.

... Menschen mit Glutenunverträglichkeit

Die glutenfreien Chia-Samen sind für Allergiker eine gute Alternative zu glutenhaltigem Getreide. Auch Menschen, die Eier nicht gut vertragen, können auf Chia zurückgreifen, denn die gequollenen Samen eignen sich in vielen Fällen auch prima als Ei-Ersatz ▸ **siehe Seite 28**.

... Menschen, die vegetarisch leben

Vegetarier und Veganer sollten besonders darauf achten, dass sie mit allen wichtigen Vitalstoffen versorgt werden, damit es nicht zu Mangelerscheinungen kommt.
Chia enthält das komplette Aminosäureprofil und viele andere wertvolle Nährstoffe. Damit sind die Samen ideal für eine gesunde fleischlose Ernährungsweise.

Was Chia noch kann

Wir können die wunderbaren Samen regelmäßig in unser Essen mischen und uns damit fit halten. Ihre wohltuende Wirkung verbreiten sie aber auch auf andere Weise:

Chia gegen Kater

Wenn es einmal eine lange Nacht geworden ist, hilft Chia gegen den dicken Kopf am nächsten Morgen. Die Samen liefern viele Vitalstoffe und können eine durch Alkohol hervorgerufene Entwässerung des Körpers mildern, weil sie zuvor aufgenommene Flüssigkeit gut speichern. Am besten trinken Sie schon vor der Party eine große Chia Fresca ▸ **siehe Seite 45** und kurz vor dem Schlafengehen noch einmal. Oder einfach einen Teelöffel Chia-Samen in ein Glas Wasser einrühren und trinken. Wenn Sie sich am nächsten Tag trotzdem unwohl fühlen, können Sie ein kleines Stück frischen Ingwer schälen, in feine Scheiben schneiden, mit einem halben Liter Wasser überbrühen und zehn Minuten ziehen lassen. Dann abseihen und einen Esslöffel Chia-Samen einrühren. Das Ganze noch einmal zehn Minuten ziehen lassen und dann langsam trinken.

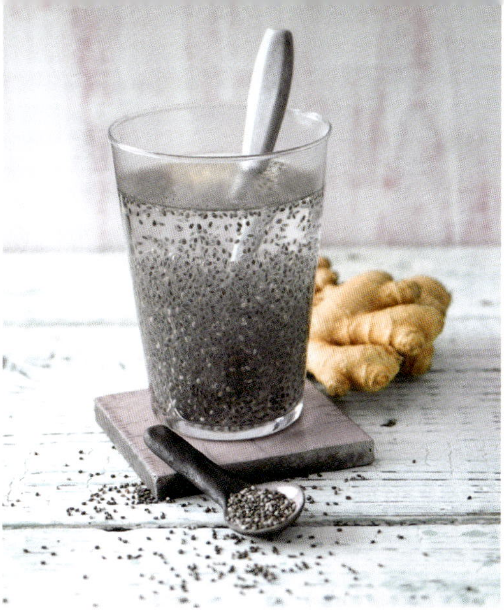

Rettung nach der Partynacht: Chia-Wasser mit Ingwer sorgt für einen klaren Kopf.

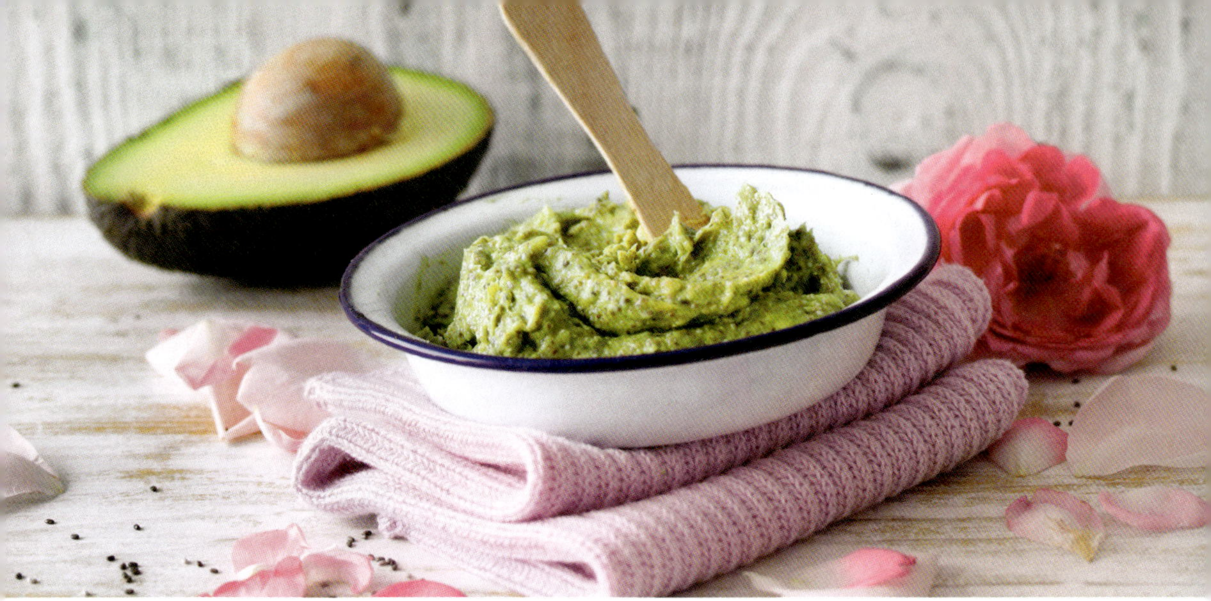

Kosmetik selbst gemacht: Pflegende Chia-Masken sorgen für einen strahlend frischen Teint. Avocado spendet zusätzliche Feuchtigkeit. Rosenöl vitalisiert Haut und Seele.

Chia für die Schönheit

Wenn Sie regelmäßig Chia-Samen essen, wird sich das auch positiv auf Ihr Aussehen auswirken: Ihre Haut wird glatter und strahlender und auf lange Sicht können Hautunreinheiten verschwinden. Doch auch äußerlich angewendet ist Chia ein Beauty-Tipp: So können Sie Chia-Öl beispielsweise in trockene Haarspitzen einmassieren und über Nacht einwirken lassen oder es als hautstraffendes Gesichtsöl verwenden.

Probieren Sie doch einmal folgende Rezepte für Ihre eigene Chia-Kosmetik aus:

Straffendes Gesichtsöl: Verrühren Sie 10 ml Chia-Öl mit 50 ml Mandelöl, 2 Tropfen Teebaumöl und 1 TL Honig und tragen Sie das Ganze abends dünn auf die Haut auf.

Klärendes Peeling: Mischen Sie 50 ml Kokosöl, 1 EL Zitronensaft und 2 EL Chia-Samen. Lassen Sie die Masse 5 Minuten quellen und massieren Sie sie dann sanft in die Haut ein, dabei die Augenpartie auslassen. 10 Minuten einwirken lassen und mit lauwarmem Wasser abwaschen.

Beruhigende Maske: Bei unreiner oder sonnengereizter Haut helfen 2 TL Aloe-Vera-Gel gemischt mit 2 TL Chia-Mehl und 1 Tropfen Rosen- oder Lavendelöl. Auf das saubere Gesicht auftragen, 20–30 Minuten einwirken lassen und lauwarm abwaschen.

Feuchtigkeitsmaske: Gegen trockene Haut mischen Sie sich eine Avocado-Maske aus einer halben Avocado, 1 – 2 TL Chia-Mehl oder -Gel und 1 Tropfen Rosenöl. Auf das

Gesicht auftragen, mindestens 20 Minuten einwirken lassen und dann sanft abwaschen.

Pflegende Handmaske: Als Hand- und Nagelpflege mischen Sie 1 TL Chia-Mehl mit 1 TL Chia- oder Mandelöl, 1 TL Honig und 1 TL Zitronensaft. Einfach in Hände und Nagelbett einmassieren und mindestens 1 Stunde einwirken lassen. Am besten Sie ziehen Einweghandschuhe darüber. Dann können Sie die Handmaske auch über Nacht einwirken lassen.

Chia für Tiere

Nicht nur bei Menschen, auch bei großen und kleinen Tieren stärkt Chia das Immunsystem und die Gesundheit. Schon die Azteken haben die Supersamen auch als Futter für ihre Tiere genutzt.

Sie können Chia-Samen im Verhältnis 1:2 ins Vogelfutter mischen und auch Katzen und Hunde lieben Chia. Geben Sie Katzen und Hunden etwa einen Teelöffel auf circa 250 Gramm Futter. Pferde bekommen die Samen zusammen mit Graspellets im Verhältnis 1:2, Schafen und Ziegen können Sie eine Tasse Chia täglich geben, Kühe vertragen bis zu zwei Tassen. Ihre Milch wird so mit mehr Omega-3-Fettsäuren angereichert. Das Fell der Tiere wird glänzender, Entzündungen gehen zurück, das Immunsystem wird gestärkt. Bei Haustieren können mit Chia-Mehl auch Krankheiten wie Diabetes, Arthritis oder Allergien gelindert oder sogar geheilt werden.

WICHTIG

VIEL TRINKEN

Wie wir Menschen sollten auch Tiere beim Verzehr von Chia viel trinken, damit die Flüssigkeitsmenge, die die Samen im Körper zum Quellen verbrauchen, wieder ausgeglichen wird.

Das schmeckt – auch Tiere profitieren von der Heilkraft wertvoller Chia-Samen.

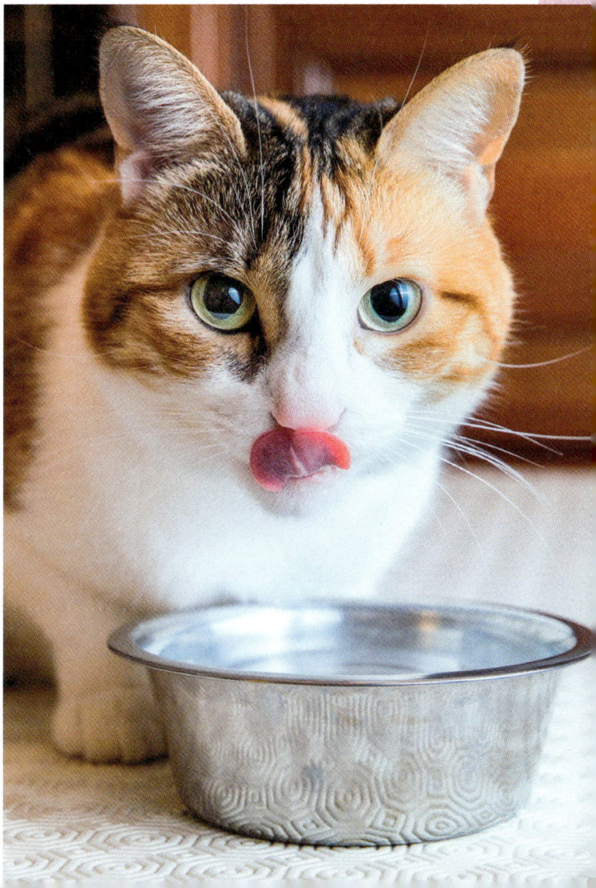

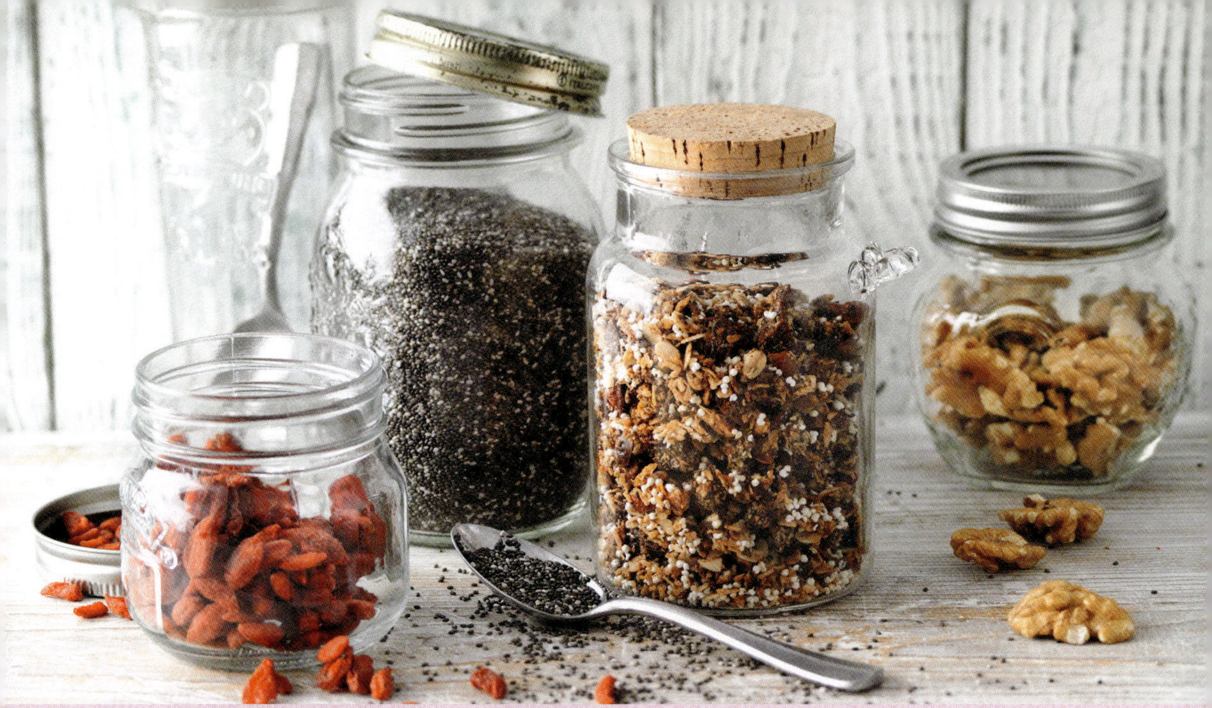

CHIA KAUFEN UND VERWENDEN

Chia-Samen sind einfach zu verwenden und lassen sich deshalb prima in jeden Speiseplan integrieren. Auch praktisch: Einmal gekauft, halten sie sich jahrelang. Am besten Sie füllen sie in ein Glas mit Schraubverschluss und bewahren sie an einem trockenen Ort auf. Bei mir stehen die Samen stets griffbereit im Müsliregal neben den anderen Gläsern mit getrockneten Superfoods.
Es ist noch nicht lange her, da gab es Chia-Samen in Westeuropa nur in Bioläden und Reformhäusern zu kaufen. Inzwischen ist die Nachfrage geradezu explodiert und die Samen gibt es sogar im Discounter.

Auf Qualität achten

Auch im Internet gibt es immer mehr Bezugsquellen, sodass man leicht den Überblick verlieren kann. In punkto Qualität

stellt sich dann die Frage: Kann es konventionelle Ware sein oder doch lieber ein Bioprodukt? Für konventionell angebaute Samen spricht ihr geringerer Preis und dass auch im konventionellen Anbau von Chia keine Pflanzenschutzmittel angewendet werden müssen, denn die Chia-Pflanze ist sehr widerstandsfähig und wird von Schädlingen wegen ihrer ätherischen Öle gemieden. Allerdings kommt es immer wieder vor, dass Böden vor dem Anbau trotzdem mit Pflanzenschutzmitteln behandelt werden und die Chia-Samen dann doch mit Pestiziden belastet sind. Wer auf Nummer sicher gehen möchte, greift also besser zu Bioware.
Ich selbst kaufe alle meine Superfoods – ob heimische oder exotische – in Bioqualität und wähle möglichst auch Ware, die unter fairen Bedingungen hergestellt wurde. Einige seriöse Hersteller und Vertreiber von Chia-Samen in guter Bioqualität finden Sie auf Seite 91.

Schadstoffe in Bioware

Leider werden aber auch immer wieder in biologisch erzeugten Nahrungsmitteln Pestizide oder andere Schadstoffe gefunden. Das betrifft nicht nur Nahrungsmittel wie Chia-Samen oder andere Superfoods, sondern weltweit jede Art von Nahrung, die landwirtschaftlich erzeugt wird. Die Ursachen für dieses Phänomen: zunehmende Umweltverschmutzung und immer stärker profitorientierte industrielle Landwirtschaft. Konkretes Beispiel: Wenn Großkonzerne ihre Felder großflächig per Hubschrauber mit Pestiziden besprühen, genügt ein ungünstiger Wind und die Gifte landen auch auf einem mehrere Kilometer weit entfernten Feld eines Biobauern. Deshalb kann es vorkommen, dass auch einzelne Chargen von Bioprodukten belastet sind. Gute Anbieter nehmen diese Chargen sofort vom Markt und führen ihre eigenen Kontrollen noch engmaschiger durch. Absolute Sicherheit gibt es aber leider nicht – es sei denn, Sie bauen alles selbst an.

Wie Sie Chia verwenden

Die kleinen Samen sind Allrounder in der Küche: Weil sie selbst fast keinen Eigengeschmack haben, passen sie zu nahezu allen

MEIN PERSÖNLICHER TIPP

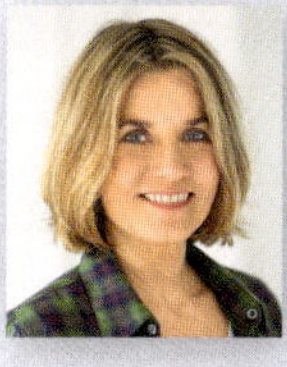

VORRAT ANLEGEN
Weil Chia-Samen lange haltbar sind, kaufe ich immer 1-Kilo-Packungen, die viel günstiger sind als kleine Päckchen. Großpackungen sind vor allem in Webshops erhältlich. Für das 3-Wochen-Programm aus diesem Buch benötigen Sie knapp 1,5 Kilogramm Chia.

Nahrungsmitteln. Ob roh, gequollen oder geröstet – Chia-Samen sind einfach einzusetzen und bereichern Ihren Speiseplan mit neuen kulinarischen Erlebnissen.

Roh

Die schnellste Art, Chia in Ihre tägliche Ernährung zu integrieren: Streuen Sie die rohen Samen als Topping auf Salat, Müsli, Brot, Joghurt oder Smoothies. Die Samen sorgen für einen leichten Crunch, bleiben aber geschmacklich weitgehend im Hintergrund.

Gequollen

Die herausragende Eigenschaft von Chia-Samen ist ihr enormes Quellvermögen. In Wasser oder einer anderen, nicht sauren Flüssigkeit gehen die löslichen Faserstoffe in der Außenschicht der Samen innerhalb von Minuten um ein Vielfaches ihrer Größe auf. Die Samen bekommen eine gel- oder puddingartige Konsistenz.

CHIA-GEL

Chia-Gel können Sie auf Vorrat zubereiten. Mit Wasser angerührt hält es sich im Kühlschrank mindestens eine Woche, mit Milch oder Nussmilch zwei bis drei Tage. Bei Bedarf können Sie mit dem Gel Saucen oder Suppen binden, es in Smoothies rühren oder es als Basis fürs Müsli nehmen. Mit dem Mixer püriert bekommt das Gel eine besonders lockere Konsistenz. Mischen Sie etwa sechs Teile Wasser mit einem Teil Chia-Samen – am besten in einem großen Glas mit Schraubverschluss. Das sollten Sie dann in den ersten zehn Minuten der Quellzeit mehrfach gut schütteln, damit die Samen nicht verklumpen. Schon nach etwa 15 Minuten ist das Chia-Gel einsatzbereit.

Gemahlen

Anders als Leinsamen muss Chia nicht unbedingt gemahlen werden. Denn auch ganze Samen sättigen, speichern Wasser und stecken voller Ballaststoffe. Wer aber ganz sichergehen möchte, wirklich alle Nährstoffe aufzunehmen, kann auch Chia mahlen – am besten in einer kleinen elektrischen Kaffeemühle mit Schlagmesser oder in einem

INFO

CHIA ALS EI-ERSATZ

In der veganen Küche ist Chia als Ersatz für Gelatine oder Eier beliebt. Um ein Ei zu ersetzen, rühren Sie ein festes Chia-Gel aus einem gestrichenen Esslöffel Samen und drei Esslöffel Wasser an und lassen die Mischung 15 – 30 Minuten quellen. Zwischendurch mehrmals umrühren. Beim Backen reicht das Gel als Ei-Ersatz meist nicht ganz aus. Chia sorgt aber in vielen veganen Backrezepten für zusätzliche Bindung.

Blender ▸ **siehe Seite 66**. Die Quellfähigkeit bleibt die gleiche, aber die Speisen bekommen eine glattere Konsistenz. Das macht sich beispielsweise bei Cremes oder Desserts gut. In Backrezepten kann das glutenfreie Chia-Mehl knapp 20 Prozent des herkömmlichen Mehls ersetzen. Gemahlen entwickeln die Samen einen minimal stärkeren, leicht nussigen Eigengeschmack. Weil sich die wertvollen Inhaltsstoffe dann schneller verflüchtigen, sollten Sie Chia-Mehl nicht auf Vorrat herstellen.

Geröstet

Sie können die kleinen Samen wie Sesam rösten: Einfach zwei bis drei Minuten in einer beschichteten Pfanne ohne Fett anrösten, bis sie anfangen zu knistern und zu duften. Dabei öfter umrühren, damit die Samen nicht verbrennen. Auf einem Küchenpapier abkühlen lassen. So werden die Samen zum knusprigen Topping für Salate und Suppen.

Gekeimt

Wenn Chia-Samen mehrere Stunden in Wasser quellen, beginnen sie zu keimen. Dadurch verdoppelt sich ihre antioxidative Wirkung. Aus den Keimen können Sie auch Sprossen ziehen. Dazu brauchen Sie etwas Geduld und ein geeignetes Gefäß. Das legen Sie mit Watte oder Küchenpapier aus und verteilen die gekeimten, mit Wasser gespülten Samen darauf – ganz wie beim Kressezüchten. Jetzt müssen die Keimlinge täglich befeuchtet werden, bis sich nach einigen Tagen Sprossen bilden. Diese können Sie dann wie Kresse verwenden, sie schmecken etwas scharf und bitter. Doch Sie brauchen Fingerspitzengefühl: Die Samen müssen immer feucht sein, dürfen aber auch nicht zu nass werden, damit sie nicht schimmeln. Also mehrmals täglich kontrollieren.

Flüssig

Weil in Chia-Samen knapp 40 Prozent Öl stecken, kann aus ihnen auch ein hochwertiges kaltgepresstes Öl hergestellt werden. Das ist allerdings mit 10 Euro und mehr für 100 Milliliter nicht ganz billig. Öl aus Chia-Samen können Sie wie Lein- oder Hanföl verwenden. Es sollte wie diese wegen der empfindlichen Omega-3-Fettsäuren nicht erhitzt werden.

MEIN PERSÖNLICHER TIPP

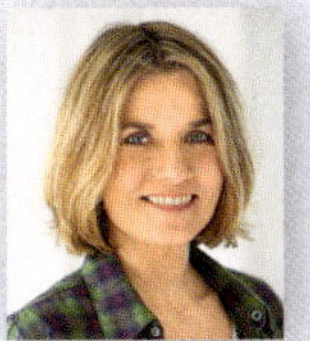

CHIA-BLÄTTER IN DER KÜCHE

Wenn Sie eine Chia-Pflanze haben, können Sie auch die Blätter ernten. Frische Blätter mit ihrem salbeiartigen und minzigen Aroma verwende ich gerne für Salate oder Pestos, getrocknet eignen sich die Blätter für Tee.

DIE HÖCHSTMENGE

Die Europäische Behörde für Lebensmittelsicherheit empfiehlt, nicht mehr als 15 Gramm Chia pro Tag zu essen. Was hat es mit dieser viel zitierten Höchstmenge auf sich?

Chia-Samen sind ein sogenanntes Novel Food. Unter diesen Begriff fallen Lebensmittel, die vor dem 15. Mai 1997 in Europa noch nicht für den menschlichen Verzehr vorgesehen waren. Chia-Samen wurden in Europa erst 2009 eingeführt und durften zunächst nur in Backwaren verwendet werden. Der Höchstgehalt war anfangs auf maximal fünf Prozent festgeschrieben, inzwischen liegt er bei zehn Prozent.

EMPFOHLENE MENGE 15 GRAMM

2013 stimmte dann die Europäische Behörde für Lebensmittelsicherheit (EFSA) einem Import der reinen Chia-Samen als Lebensmittel zu und legte gleichzeitig die empfohlene Höchstmenge auf 15 Gramm pro Tag fest. Das entspricht etwa einem gehäuften Esslöffel. Die Begründung: Man könne noch nicht wissen, wie sich Chia-Samen bei häufigem Verzehr größerer Mengen auf den Körper auswirken. Auch das Allergiepotenzial sei noch nicht einzuschätzen. Es handelt sich bei der Festlegung also um eine Vorsichtsmaßnahme, weil Langzeitstudien noch fehlen.

ANDERE LÄNDER, ANDERE SITTEN

In anderen Ländern sehen die Bestimmungen anders aus: In den USA zum Beispiel dürfen laut offizieller Empfehlung knapp 50 Gramm Chia-Samen täglich gegessen werden und in Herkunftsländern wie Mexiko, Peru oder Bolivien gibt es gar keine Mengenbeschränkung. Das liegt wohl auch daran, dass die Samen dort eine andere Geschichte haben: Schließlich gehörten sie bei den früheren Bewohnern dieser Länder wie den Azteken oder den Maya zu den Grundnahrungsmitteln.

VIEL WIRKT VIEL

Auch bei uns schätzen viele Ernährungsmediziner Chia-Samen inzwischen grundsätzlich positiv ein. Allergische Reaktionen seien nicht zu befürchten. Besonders für Vegetarier oder Veganer sei der tägliche Löffel Chia eine gute Quelle für Omega-3-Fettsäuren und Kalzium, heißt es in Expertenkreisen. Gleichzeitig weisen Fachleute auch darauf hin, dass die positive Wirkung der Samen bei einer täglichen Menge von nur

15 Gramm erwartungsgemäß eher niedrig ist. Deshalb verabreichten Wissenschaftler in mehreren Studien ihren Probanden auch größere Tagesmengen. So wurden zum Beispiel Bluthochdruckpatienten zwölf Wochen lang täglich 35 Gramm Chia-Samen verabreicht – die Blutdruckwerte sanken.
Skeptiker sind zwar der Meinung, dass die Datenlage noch zu dünn ist, um verlässliche Aussagen in punkto Gesundheitseffekte treffen zu können. Es ist aber wohl nur eine Frage der Zeit, bis auch die Experten hierzulande eine höhere Höchstmenge empfehlen.

CHIA IM PRAXISTEST

In der Praxis hat sich bereits vielfach gezeigt, dass auch mehrere Esslöffel Chia-Samen keine schädliche, sondern eine positive Wirkung haben. Ernährungsprogramme wie die von dem US-amerikanischen Arzt und Medizin-Journalisten Dr. Bob Arnot propagierte Azteken-Diät basieren auf einem Vielfachen der in Europa aktuell noch empfohlenen Tagesration.
Auch im 3-Wochen-Programm dieses Buches werden Sie für einen begrenzten Zeitraum bis zu sechs Esslöffel Chia-Samen täglich zu sich nehmen. Das Programm ist als Chia-Kur gedacht, danach können Sie die Tagesdosis wieder reduzieren.

VIEL TRINKEN

Wichtig ist, dass Sie viel trinken, während Sie Chia in großen Mengen in Ihre Ernährung einbauen ▸ **siehe Seite 37**. So kann unter anderem Verstopfung vorgebeugt werden. Auch wenn Sie unter niedrigem Blutdruck leiden oder nicht an ballaststoffreiche Kost gewöhnt sind, sollten Sie nicht mit einer zu großen Menge Chia starten und gegebenenfalls zunächst einen Arzt konsultieren ▸ **siehe Seite 22**.

In Studien nachgewiesen: Das ausgewogene Verhältnis von Omega-3- und Omega-6-Fettsäuren in Chia kann dazu beitragen, Bluthochdruck zu senken.

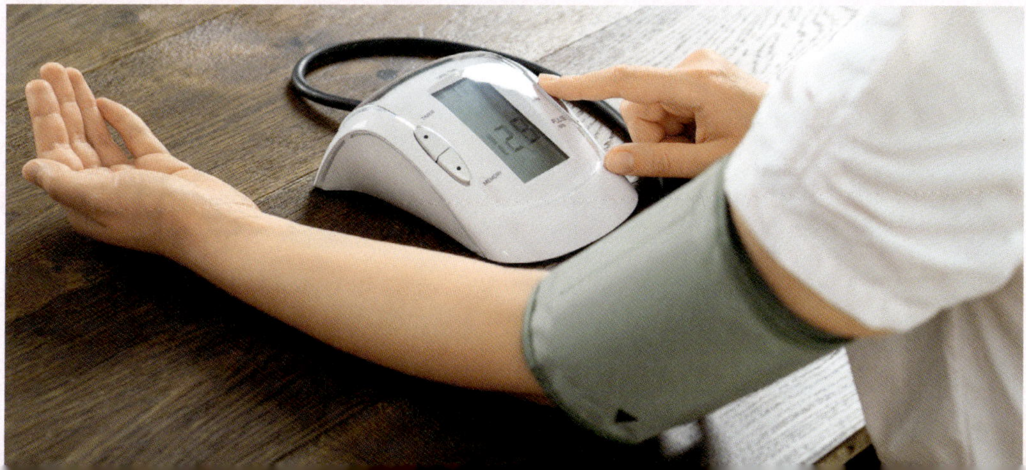

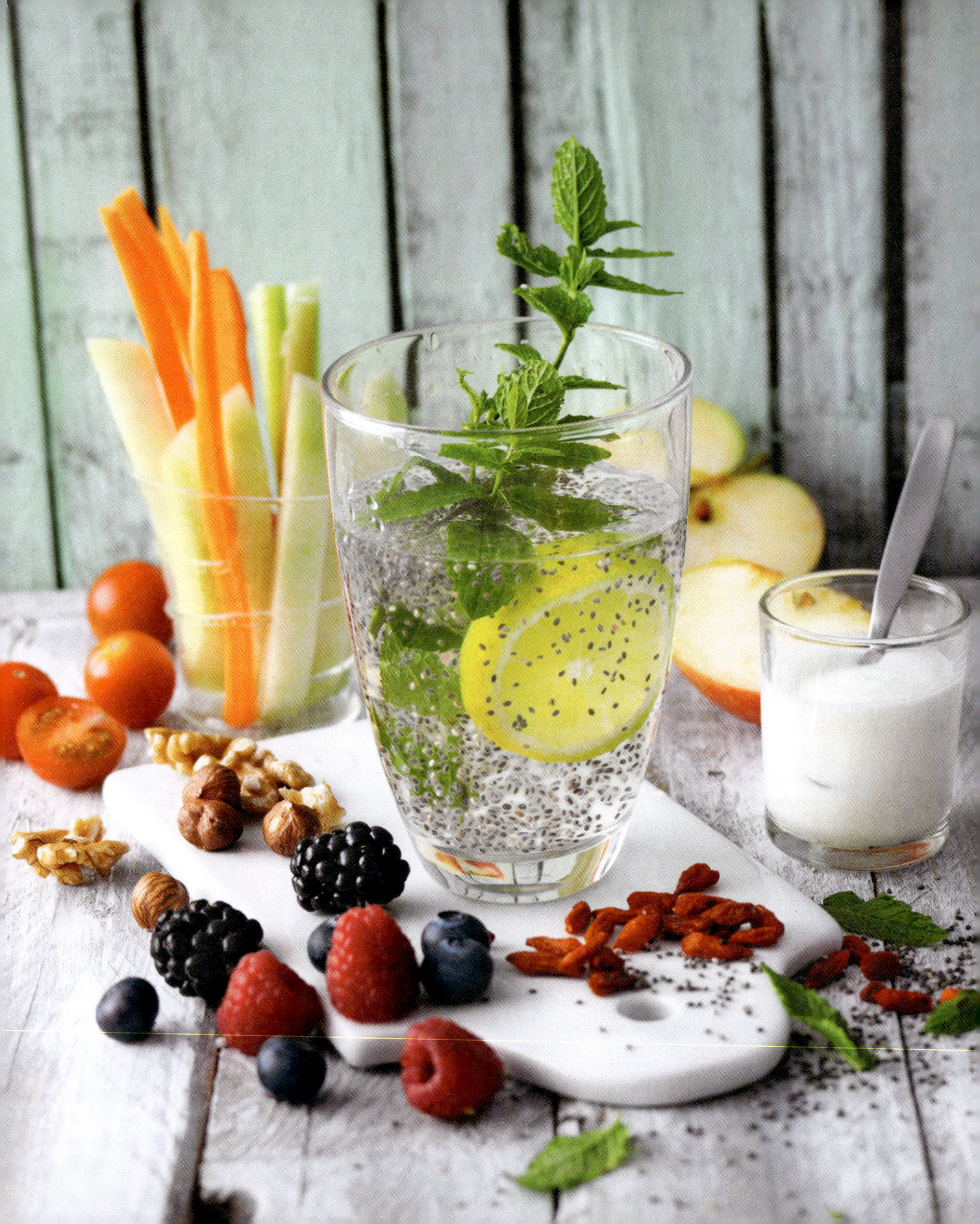

STOFFWECHSEL-KICK MIT POWERSAMEN

PROBIEREN SIE CHIA EINFACH AUS. STARTEN SIE IHR 3-WOCHEN-PROGRAMM FÜR MEHR FITNESS UND AUSDAUER, GUTE LAUNE, TIEFEREN SCHLAF UND EIN PAAR PFUND WENIGER AUF DER WAAGE. IHR STOFFWECHSEL WIRD ES IHNEN DANKEN.

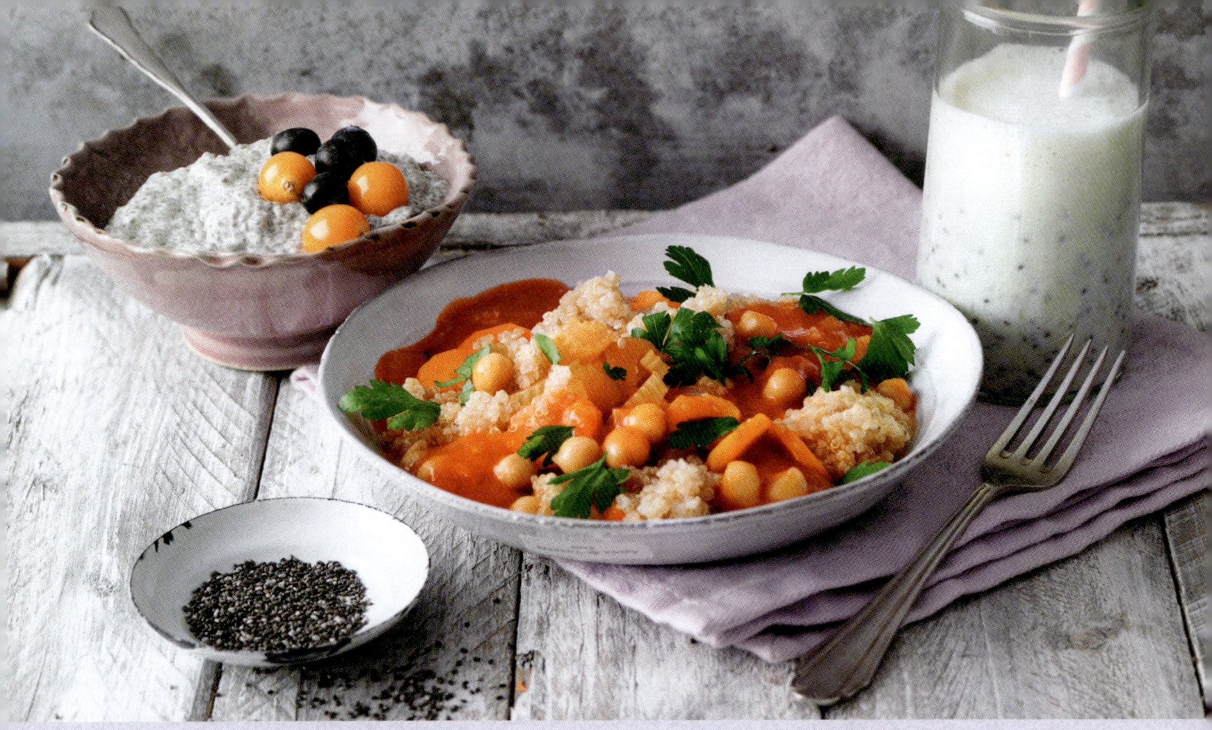

DAS 3-WOCHEN-PROGRAMM

Wenn Sie die positive Wirkung von Chia-Samen am eigenen Leib erfahren möchten, dann starten Sie das 3-Wochen-Programm. Um die Verdauung langsam an die ballaststoffreichen Samen zu gewöhnen, werden Sie dabei die Chia-Menge von Woche zu Woche erhöhen. Die Basis bildet jeden Morgen ein sättigendes Chia-Frühstück, mittags gibt es einen leichten Lunch, abends in der ersten Woche ein leichtes Gericht Ihrer Wahl und ab der zweiten Woche einen süßen oder herzhaften Chia-Smoothie. Sie werden merken: Die Samen machen gut und lange satt – vorausgesetzt, Sie trinken viel. Denn das Wichtigste beim Genuss von Chia ist, viel Flüssigkeit zu sich zu nehmen, damit die Samen im Magen quellen und den Darmtrakt gut passieren können. Falls Sie doch zwischendurch Hunger bekommen, dürfen Sie zu ausgewählten Snacks greifen.

Vorbereitung

Gewöhnen Sie sich am besten schon in der Woche vor dem Programmstart an leichtere Kost. Lassen Sie Fleisch, Weißmehl, Industriezucker, Alkohol, Fertigprodukte und Fast Food weg. Streichen Sie einfach jeden Tag einen weiteren dieser Übeltäter von Ihrem Speiseplan. Auch Rauchen ist kontraproduktiv. Essen Sie viel Gemüse in jeder Form. Und trinken Sie schon in dieser Woche zweimal täglich eine halbe Stunde vor den Mahlzeiten ein Glas Chia Fresca aus jeweils einem Teelöffel Chia-Samen, einem Spritzer Zitronensaft, bei Bedarf einem halben Teelöffel Ahornsirup und etwa 250 Milliliter Wasser ▸ **siehe Seite 45**. Trinken Sie zusätzlich mindestens 1,5 Liter andere Getränke am Tag ▸ **siehe Seite 37**.

1. Woche: Zwei Esslöffel Chia

Sie werden in den nächsten drei Wochen eine relativ große Menge Chia zu sich nehmen. Falls Sie sich wegen der empfohlenen Höchstmenge Gedanken machen, lesen Sie noch einmal Seite 30/31.

Zu Beginn der ersten Programmwoche sollten alle belastenden Speisen und Getränke von Ihrem Speiseplan verschwunden sein. Am besten räumen Sie so auf, dass Sie in Ihrem Kühlschrank oder der Vorratskammer nichts mehr finden, was Sie verführen könnte. Und dann kann es losgehen:

Trinken Sie jeden Morgen direkt nach dem Aufstehen einen halben Liter warmes Wasser oder Zitronenwasser. Wenn Sie es noch nicht am Abend vorher getan haben, bereiten Sie danach einen Chia-Pudding mit zwei Esslöffel Chia fürs Frühstück vor ▸ **siehe Seite 46**. Während der Pudding quillt, bringen Sie mit ein paar Übungen Ihren Stoffwechsel

WICHTIG

WORAUF SIE ACHTEN MÜSSEN

Halten Sie sich an die empfohlene langsame Steigerung der Chia-Menge. Wenn Sie die jeweilige Menge aufgrund des hohen Ballaststoffanteils nicht gut vertragen und zum Beispiel Blähungen bekommen, reduzieren Sie die Menge für einige Tage wieder um einen halben oder ganzen Esslöffel. Wenn Sie sehr empfindlich sind, können Sie die Samen grundsätzlich gemahlen zu sich nehmen. Dann sind sie besser verdaulich.
Und: Je länger Sie die Samen vor dem Verzehr einweichen – gemahlen oder ungemahlen –, desto besser sind sie verträglich. Trinken Sie außerdem täglich mindestens zwei, besser drei Liter Flüssigkeit, damit die Verdauung funktioniert und Ihr Körper nicht austrocknet ▸ siehe Seite 37.

auf Touren oder joggen eine Runde ▸ **siehe Seite 41 – 43**.

Zum Frühstück können Sie Kaffee oder Tee trinken, aber bitte nur eine Tasse, damit die Verdauungssäfte nicht zu sehr verdünnt werden. Ein bis zwei Stunden später sollten Sie dann aber auf jeden Fall einen halben Liter einer anderen Flüssigkeit zu sich nehmen ▸ **siehe Seite 37**.

Bereiten Sie sich mittags und abends leichte Mahlzeiten zu. Trinken Sie dazwischen reichlich, sodass Sie auf mindestens zwei Liter am Tag kommen. Wenn Sie einmal hungrig sind, können Sie eine Chia Fresca mit ein bis zwei Teelöffel Chia auf 250 Milliliter Wasser trinken oder zu den erlaubten Snacks (siehe Kasten) greifen.

2. Woche: Vier Esslöffel Chia

Ihr Morgenprogramm verläuft wie in der ersten Woche, in den Chia-Pudding kommen jetzt aber jeweils drei Esslöffel Samen. Mittags bereiten Sie sich einen leichten Lunch ohne Chia zu. Rezepte dafür finden Sie ab Seite 49. Einige Gerichte eignen sich auch zum Mitnehmen ins Büro. Zwei Stunden nach dem Mittagessen wieder einen halben Liter trinken und am späten Nachmittag noch einmal. Als frühes Abendessen mixen Sie sich einen süßen oder pikanten Smoothie mit einem Esslöffel Chia-Samen. Eine Stunde später nehmen Sie erneut einen halben Liter Flüssigkeit zu sich.

3. Woche: Sechs Esslöffel Chia

In der dritten und letzten Woche läuft es wie in der zweiten Woche, Sie erhöhen nur die Chia-Mengen: Morgens geben Sie jetzt vier Esslöffel Chia ins Frühstück, abends zwei Esslöffel in den Smoothie. Und natürlich gilt auch für diese Woche: Viel trinken und viel bewegen!

TIPP

ERLAUBTE SNACKS

Wenn der kleine Hunger Sie packt, was vor allem in der ersten Woche der Fall sein könnte, dürfen Sie zu diesen Snacks greifen:

- 1 Apfel
- 150 g Beerenfrüchte
- 1 Handvoll Nüsse, Goji-Beeren oder andere Trockenfrüchte
- 150 g Natur- oder Sojajoghurt
- 1 Handvoll Gemüsesticks oder Kirschtomaten
- 1 – 2 Energy Balls ▸ **siehe Seite 70**
- 1 Nussriegel ▸ **siehe Seite 69**
- 4 Sesamcracker ▸ **siehe Seite 71**

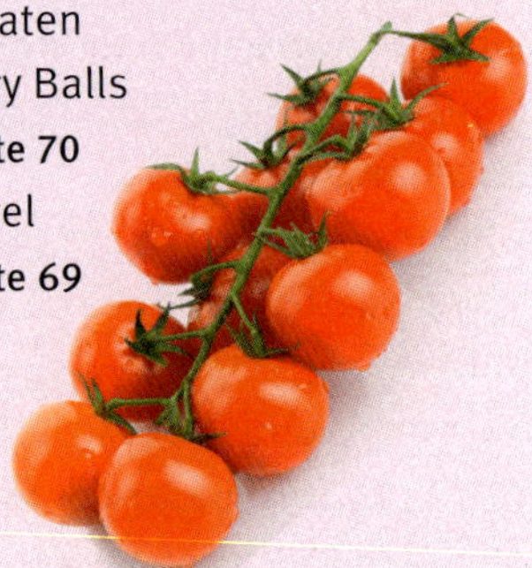

TRINKEN, TRINKEN, TRINKEN

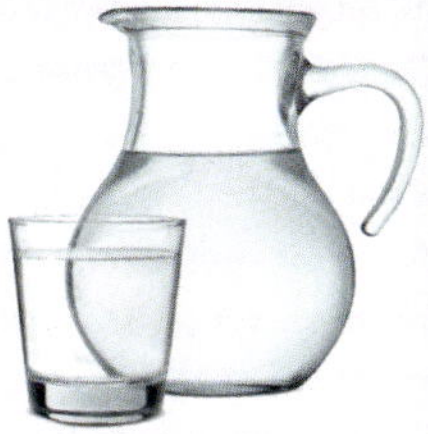

Zwei bis drei Liter Wasser täglich regen Ihren Stoffwechsel an und helfen dem Körper, die Inhaltsstoffe der Chia-Samen optimal zu nutzen.

Wenn Sie Chia-Samen zu sich nehmen, ist Trinken besonders wichtig, weil die stark quellenden Samen im Körper Flüssigkeit binden. Am besten eignet sich stilles Wasser. Damit es nicht langweilig wird, können Sie Ihr Wasser aber auch aufpeppen. Hier einige gesunde Alternativen zu Wasser pur:

Zitronenwasser

Enzyme und die Säure der Zitrone helfen, den pH-Wert des Körpers ins Gleichgewicht zu bringen. Sie regen Stoffwechselprozesse an, unterstützen die Verdauung und dämmen Heißhunger ein. Rühren Sie den Saft einer halben Zitrone in einen halben Liter warmes Wasser. Das Zitronenwasser können Sie schon morgens nüchtern trinken.

Ingwerwasser

Die ätherischen Öle des Ingwers bringen die Verdauung in Schwung, seine Schärfe regt den Stoffwechsel an. Zum Aufwärmen, zum Abnehmen, bei Übelkeit und Erkältung oder einfach als Durstlöscher: Trinken Sie Ingwerwasser. Dafür ein knapp drei Zentimeter langes Stück Ingwer in Scheibchen schneiden und mit einem Liter kochendem Wasser übergießen. Das Ingwerwasser etwa 15 Minuten ziehen lassen und über den Tag verteilt heiß oder kalt trinken.

Grüner Tee

Auch grüner Tee beschleunigt den Stoffwechsel und die Fettverbrennung. Das ist vor allem den enthaltenen Flavonoiden und Antioxidantien zu verdanken. Noch mehr davon stecken in Matcha-Pulver, das aus grünem Tee hergestellt wird. Beide sorgen wegen ihres Koffeins auch für gute Konzentrationsfähigkeit und Energie und sind eine gesunde Alternative zu Kaffee. Trinken Sie davon aber höchstens drei Tassen am Tag.

Brottrunk

Für dieses im Handel erhältliche Getränk wird Vollkornbrot mit Wasser vergoren. Die entstehenden Milchsäurebakterien helfen Abwehrkräften und Verdauung. Wertvolle Mineralien und B-Vitamine stärken und vitalisieren ebenfalls. Eine Mischung aus einem Viertel Brottrunk und drei Viertel Wasser löscht den Durst und erfrischt.

So machen Sie Ihrem Stoffwechsel Beine

Mit diesen Tipps kurbeln Sie während des 3-Wochen-Programms – und natürlich auch danach – Ihren Stoffwechsel an:

Regelmäßig essen

Lassen Sie keine Mahlzeiten aus, denn nur so bleibt Ihre Blutzuckerkurve stabil und Sie fühlen sich länger satt und zufrieden. Der Stoffwechsel läuft wie geschmiert, Heißhungerattacken sind Fehlanzeige. Besonders das Frühstück ist wichtig, um am Morgen auf Touren zu kommen.

Viel trinken

Unser Körper braucht Wasser für alle Vorgänge. Wenn er nicht genug bekommt, übersäuert er und wir werden schlapp. Trinken Sie mindestens zwei, möglichst drei Liter Flüssigkeit täglich, so werden wichtige Vitalstoffe im ganzen Organismus verteilt und Abfallstoffe ausgeschwemmt.

Sich bewegen

Unsere Muskeln wollen gefordert werden. Wer regelmäßig Sport treibt, verbrennt auch im Ruhezustand Kalorien. Suchen Sie sich einen Sport, den Sie gerne und möglichst oft ausüben. Doch auch jede kleine Bewegung im Alltag zählt: Treppe statt Lift, Fahrrad statt Auto, mit den Kindern toben, Fenster putzen. Bewegung am Morgen ist doppelt gut, weil der Stoffwechsel dann gleich richtig in Schwung kommt. Also nach dem Aufstehen 20 – 30 Minuten joggen, aufs Mini-Trampolin steigen oder ein paar Übungen machen ▸ **siehe Seite 41 – 43**.

Warm und kalt duschen

So viel Zeit muss sein: Morgens eine trockene Bürstenmassage – immer in Richtung der nächstliegenden Körperöffnung oder dahin, wo viele Schweißdrüsen sind – und danach eine Wechseldusche regen Ihre Durchblutung und den Kreislauf an. Der Stoffwechsel kommt in Schwung, die Haut wird durchblutet und Sie fühlen sich frisch und fit.

Richtig atmen

Der Atem bringt Sauerstoff in unsere Zellen. Bei Stress atmen wir flach und kurz, die Zellen bekommen zu wenig Sauerstoff. Atmen Sie also in langen, tiefen Zügen. Je tiefer unsere Atemzüge in den Bauchraum gehen, desto mehr Energie wird dort freigesetzt. Dadurch verdauen wir besser und haben weniger Hungergefühle.

In der Ayurveda-Lehre spricht man vom Verdauungsfeuer Agni, das unter anderem durch eine spezielle Yoga-Atmung angeregt wird: Atmen Sie tief durch die Nase ein und lassen Sie die Luft bis zum Bauchnabel sinken. Dabei die Bauchdecke heben. Dann bewusst ausatmen und die Bauchdecke nach innen ziehen. Wiederholen Sie diese Atemübung mindestens fünfmal.

Scharf essen

Gewürze wie Chili, Cayennepfeffer, Meerrettich oder Ingwer regen mit ihren Scharfstoffen die Wärmebildung im Körper an und heizen dadurch auch dem Stoffwechsel ein. Würzen und essen Sie also möglichst oft feurig scharf.

Gut schlafen

Schlafen Sie ausreichend. Dann sind Sie ausgeruht, fit, haben weniger Hunger und der Stoffwechsel arbeitet gut. Schlafmangel senkt den Leptinspiegel. Dieses Hormon regelt den Fettstoffwechsel und das Hungergefühl. Zu wenig Leptin verursacht Hunger und der Stoffwechsel verlangsamt sich. Die optimale Schlafdauer für einen Erwachsenen liegt bei sieben bis neun Stunden.
Wenn Sie schlecht schlafen, können diese Tipps helfen:

- spätestens eine Stunde vor dem Zubettgehen keine elektronischen Geräte mehr benutzen
- nicht zu spät und nur leicht zu Abend essen
- keinen Alkohol trinken
- viel Bewegung – aber nicht zu spät am Abend
- regelmäßige Schlafzeiten

Die Leber unterstützen

Die Leber ist unser Entgiftungsorgan Nummer eins und sehr wichtig für die Funktionen unseres Stoffwechsels. Während des 3-Wochen-Programms können Sie Ihre Leber mit dem Extrakt der Mariendistel unterstützen. Diese Pflanze ist schon lange für ihre leberschützende Heilkraft bekannt.
Sie fördert die Regeneration der Leber, hilft bei der Fettverbrennung und beim Abbau von Medikamenten und anderen Substanzen. Besorgen Sie sich Mariendistelkapseln oder -tropfen aus der Apotheke.

Bewusstes tiefes Atmen entspannt und versorgt unseren Körper optimal mit Sauerstoff.

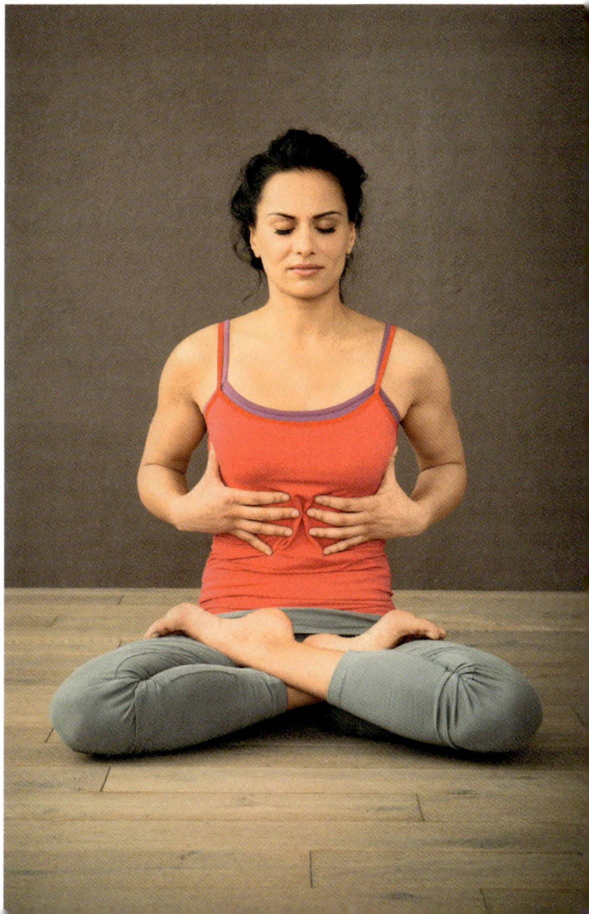

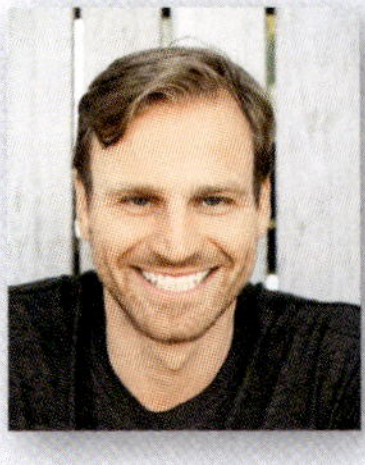

INTERVIEW
mit Marco Böning

Sportwissenschaftler Marco Böning ist Fitness- und Healthcoach. Mit seinem Geschäftspartner Philipp Ritzmann betreibt er das Unternehmen MARC MAXWELL. Ziel ihrer Arbeit ist zu zeigen, wie sich Bewegung einfach in den Alltag integrieren lässt.

Welche Sportarten sind am effektivsten, um den Stoffwechsel zu aktivieren?
Klassiker wie Laufen, Schwimmen und Radfahren. Wer den Effekt auf seine Fitness steigern möchte, baut Intervallbelastungen ein – also einen Wechsel von schnellen und langsamen Phasen.

Wie viel Training täglich reicht aus?
Für Einsteiger reichen 15 Minuten. Ideal ist eine Kombination aus Kraft- und Ausdauersport, die auf mindestens 150 Minuten pro Woche gleichmäßig verteilt wird.

Warum soll man sein Workout vor dem Frühstück durchführen?
Bei einem Workout auf nüchternen Magen verbrennt der Körper bis zu 20 Prozent mehr Fett als bei einem Training nach dem Essen. Wichtig ist, vor dem Training ein großes Glas lauwarmes Wasser zu trinken.

Du selbst läufst regelmäßig. Worauf sollten speziell Laufanfänger achten?
Zunächst sollte man ein langsames Tempo wählen und Gehpausen einlegen. Zwischen den Laufeinheiten empfehle ich, mindestens einen Tag zu pausieren. Zusätzlich sollte die Körpermitte mit Übungen wie dem Unterarmstütz gestärkt werden. Wer nur fünf bis zehn Kilometer pro Woche läuft, kann sein Krankheitsrisiko erheblich senken.

Welche Nahrung empfiehlst du vor, während und nach einem Training?
Vorher Leichtverdauliches wie Quark mit Chia und Früchten. Danach regeneriert der Körper am besten mit einer Kombination aus leicht verdaulichen Kohlenhydraten und Proteinen. Ideal ist beispielsweise Haferbrei mit Bananen und Nüssen, Reis mit Huhn oder Magerquark mit Honig, Früchten und Chia-Samen. Und: Ausreichend trinken!

GUTEN-MORGEN-WORKOUT FÜR IHREN STOFFWECHSEL

Für dieses Mini-Fitnessprogramm von MARC MAXWELL brauchen Sie weniger als zehn Minuten Zeit. Trainieren Sie vor dem Frühstück. So starten Sie vital in den Tag und gehen effektiv gegen Fettpölsterchen vor. Wenn Sie eine Runde geschafft haben, hängen Sie am besten gleich eine zweite dran.

HAMPELMANN

Diese Übung können Sie intensiver mit breiten und schnellen Sprüngen oder leichter mit schmalen und langsamen Sprüngen ausführen.

- 1 Sie stehen aufrecht, die Füße stehen eng nebeneinander. Strecken Sie die Arme senkrecht nach oben über den Kopf. Nun springen Sie leicht nach oben und spreizen dabei die Beine etwas weiter als schulterbreit, gleichzeitig führen Sie die Arme im seitlichen Bogen nach unten zu den Oberschenkeln.
- Sie landen auf den Fußballen und springen sofort wieder in die Ausgangsposition zurück. Halten Sie während der Übung die Bauchmuskulatur angespannt.

Wirkung: Aktiviert den gesamten Körper.
Zeitbedarf: 20 Wiederholungen

RAUPENGANG

- Beugen Sie sich mit dem Oberkörper nach unten, sodass die Hände kurz vor den Fußspitzen den Boden berühren.
- 2 Laufen Sie nun mit den Händen und gestreckten Armen in kleinen Schritten nach vorne, bis Sie in die Liegestützposition kommen. Die Schultern befinden sich senkrecht über den Händen.
- Jetzt laufen Sie auf den Fußspitzen in Richtung Hände, bis die Füße knapp hinter den Händen stehen. Der gesamte Hüftbereich hebt sich dabei.
- Aus dieser Position wandern Sie zurück in die Ausgangsposition: Erst laufen die Füße wieder nach hinten, dann die Hände. Richten Sie sich nun auf. Während der gesamten Übung Rücken und Beine gerade halten, nur die Hüfte soll gebeugt sein.

Wirkung: Kräftigung und Beweglichkeit.
Zeitbedarf: 3 Wiederholungen

KNIEBEUGE MIT ARMBEWEGUNG

- Sie stehen aufrecht, die Füße schulterbreit auseinander. Die Arme sind leicht in Vorhalteposition und angespannt. Die Handflächen zeigen zueinander, die Daumen abgespreizt nach oben. Bauch- und Rückenmuskeln sind ebenfalls angespannt.
- 3 Die Bewegung startet mit dem Gesäß: Als wollten Sie sich auf einen Stuhl setzen, führen Sie Ihr Gesäß nach hinten und beugen dabei Ihre Knie. Gleichzeitig führen Sie beide Arme gestreckt in einem Bogen vor dem Körper so weit wie möglich nach oben. Der Oberkörper neigt sich zum Ausgleich des Gleichgewichts schräg nach vorne. Achten Sie dabei auf einen gerade gestreckten Rücken.
- Kommen Sie mit Ihrem Gesäß so tief wie möglich. Dabei soll der Rücken über die gesamte Länge gerade bleiben. Die Knie dürfen die Fußspitzen nicht überragen.
- Drücken Sie nun die Fersen fest in den Boden und den gesamten Körper wieder nach oben in die Ausgangsposition, die Arme gehen gleichzeitig nach unten.

Wirkung: Kräftigt die Beine, den Po und den Rücken und dehnt aktiv die hintere Hüft- und Rumpfmuskulatur.
Zeitbedarf: 10 Wiederholungen

LIEGESTÜTZHALTE UND AUFDREHEN IN T-POSITION

- Gehen Sie in die Liegestützhalteposition: Die Fußspitzen stehen etwa schulterbreit auseinander, der Körper bildet von Kopf bis Fuß eine gerade Linie und die Schultern befinden sich senkrecht über den eng positionierten Händen. Die Fingerspitzen zeigen nach vorne. Spannen Sie die Bauchmuskulatur fest an, sodass sich der Bauchnabel nach innen zieht.
- 4 Nun stützen Sie sich vermehrt auf Ihre linke Hand, heben den rechten Arm an und strecken ihn senkrecht nach oben, bis die Arme eine gerade Linie bilden. Der Oberkörper dreht dabei zur rechten Seite auf. Ihre Augen verfolgen die Hand. Die Handflächen drehen nach vorne und das Schultergelenk rotiert mit. Der Daumen ist abgespreizt. Halten Sie diese aufgedrehte T-Position für zwei Sekunden und führen Sie die Hand wieder zurück zum Boden neben die Stützhand.
- Führen Sie das Ganze anschließend zur anderen Seite durch.

Wirkung: Stabilisiert die Körpermitte, den hinteren Schultergürtel und trainiert die vordere Schulterpartie und die Arme.
Zeitbedarf: 6 Wiederholungen pro Seite

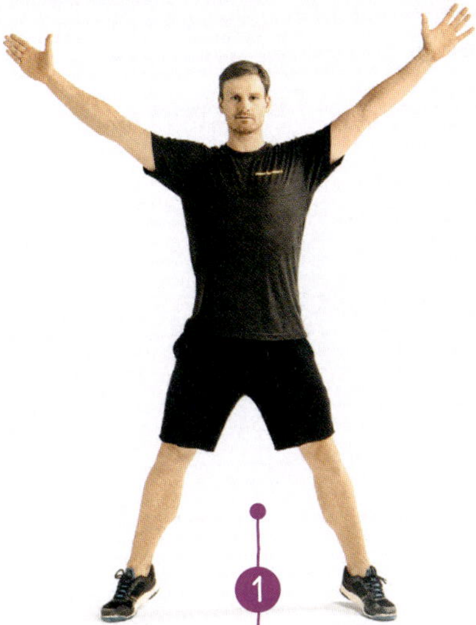

1 HAMPELMANN

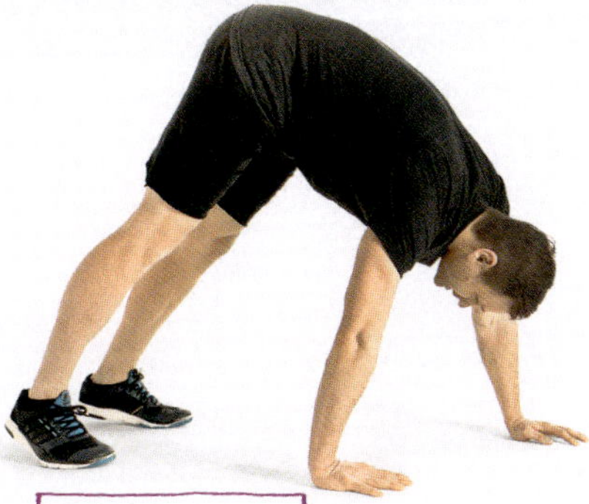

2 RAUPENGANG

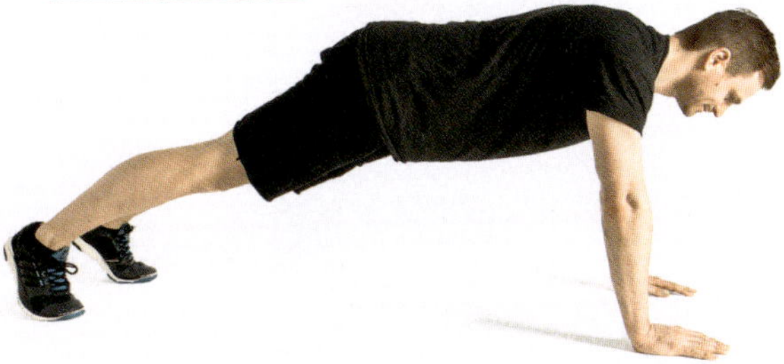

3 KNIEBEUGE MIT ARMBEWEGUNG

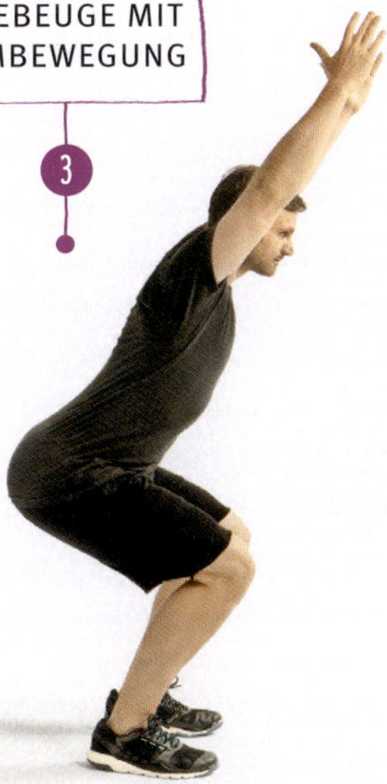

4 LIEGESTÜTZHALTE UND AUFDREHEN IN T-POSITION

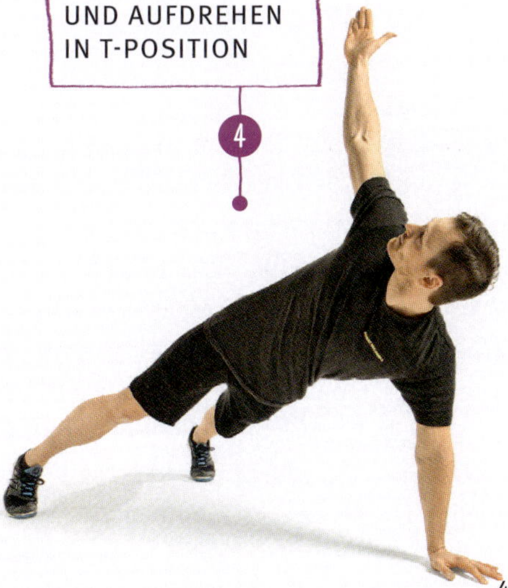

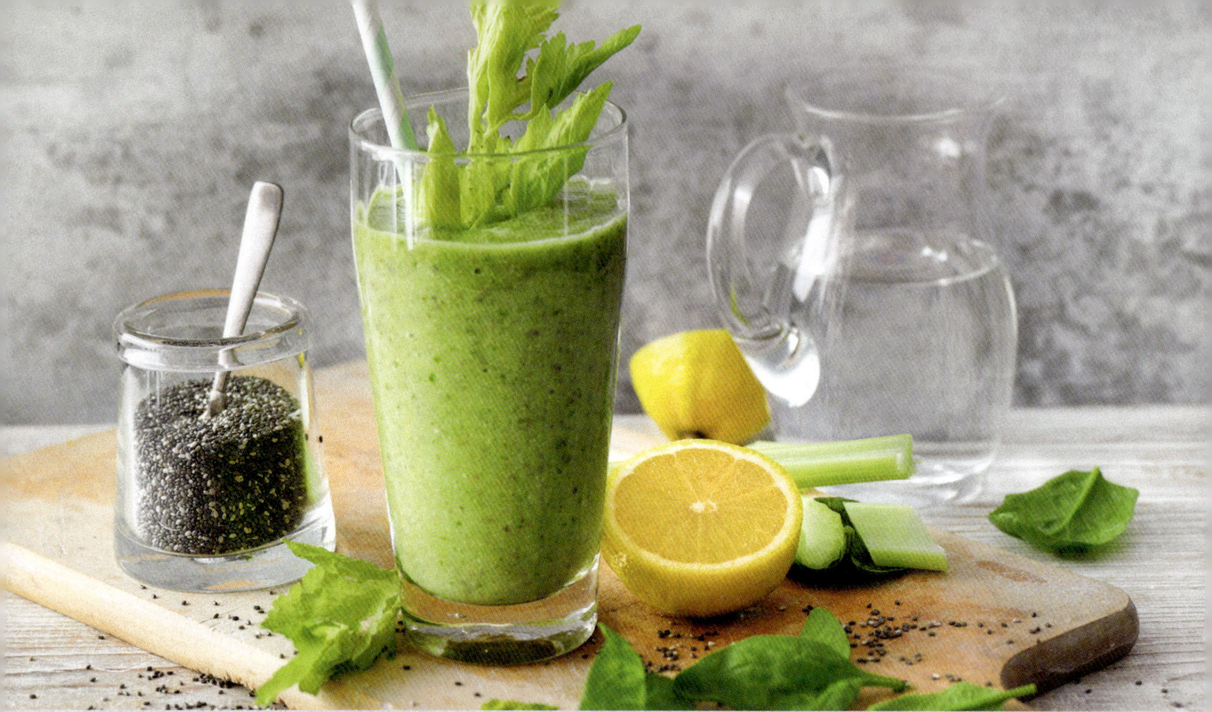

REZEPTE FÜRS 3-WOCHEN-PROGRAMM

Für das 3-Wochen-Programm spielen bei den Rezepten die Basics Chia Fresca, Chia-Pudding und Chia-Smoothie eine zentrale Rolle. Diese drei Zubereitungsarten sind typisch für Chia-Samen. Weil es unendlich viele Varianten von Chia-Pudding gibt, stelle ich Ihnen ein einfaches Grundrezept mit Vorschlägen für Variationen vor. So können Sie sich nach dem Baukastenprinzip jeden Tag einen anderen Chia-Pudding zubereiten. Ähnliches gilt für die Smoothie-Rezepte. Eine Chia Fresca können Sie immer trinken, wenn Sie Erfrischung und Energie brauchen. Es folgen in diesem Kapitel neun vegetarische und vegane Lunchrezepte ohne Chia-Samen, die Sie in beliebiger Reihenfolge kochen können. Ergänzend dazu können Sie auch Hauptgerichte aus dem Kapitel »Chia-Rezepte für jeden Tag« als Mittagessen während des Programms auswählen.

Der Kraftspender: Chia Fresca

Die Chia Fresca heißt in ihrer Heimat Mexiko auch Iskiate und ist dort seit langer Zeit ein beliebtes Getränk. Erfunden haben sollen es die Tarahumara, die für ihre weltweit besten Langstreckenläufer bekannt sind.

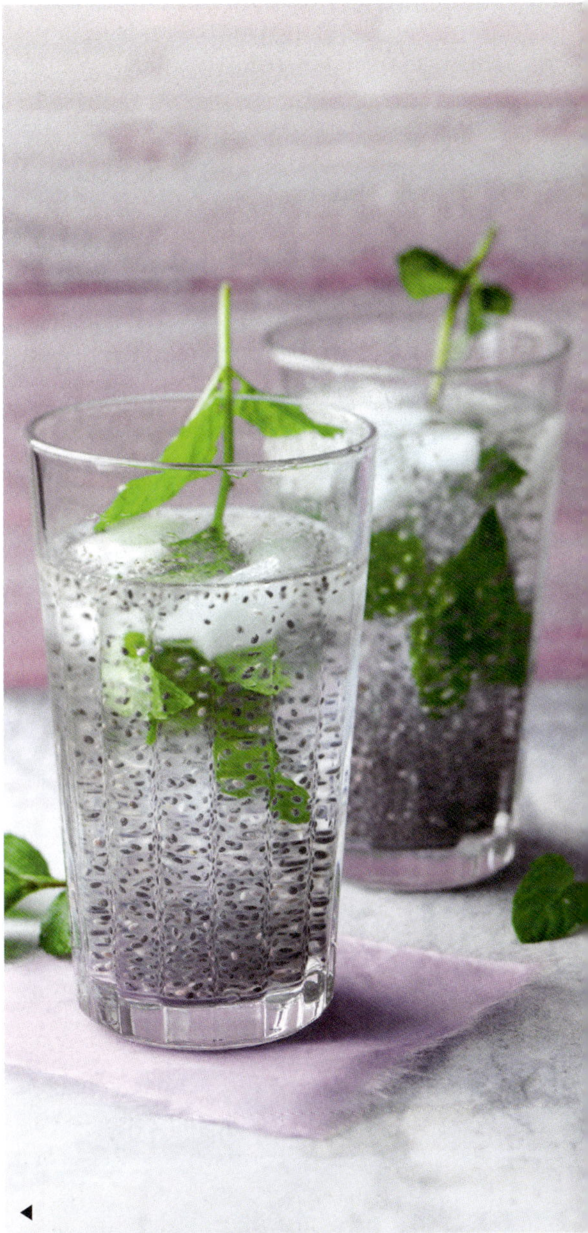

CHIA FRESCA

½ Zitrone | 1 EL Chia-Samen | 1 TL Ahornsirup (ersatzweise Honig)

Für 1 Glas | 5 Min. Zubereitung | 10 Min. Kühlen
Pro Portion ca. 70 kcal, 2 g E, 3 g F, 8 g KH

1 Die Zitrone auspressen.
2 Zitronensaft, Chia-Samen, Ahornsirup und 250 ml Wasser mit dem Schneebesen verrühren und ca. 10 Min. im Kühlschrank kalt stellen.
3 Vor dem Servieren noch einmal umrühren. An heißen Tagen nach Belieben Eiswürfel dazugeben und mit Minzblättchen garnieren.

VARIANTE: BUBBLE TEA

Der klassische Pearl Milk Tea oder Bubble Tea stammt aus Taiwan. Für den Bubble-Effekt sorgen Tapioka-Perlen. Doch Chia-Samen eignen sich genauso gut. Geben Sie in jeden beliebigen Tee circa einen Esslöffel Chia-Samen, etwas Kokosblütenzucker, nach Bedarf Pflanzenmilch und Eiswürfel – und fertig ist Ihr Bubble Tea.

Der Klassiker: Chia-Pudding

Nach meinem Grundrezept können Sie in der ersten Programmwoche Ihr Frühstück zubereiten. Geben Sie in der zweiten Woche drei Esslöffel Chia-Samen in den Pudding, in der dritten Woche vier Esslöffel. Nach Belieben können Sie dann auch die Flüssigkeitsmenge erhöhen. Wählen Sie außerdem aus den Zutatengruppen im Kasten jeweils ein bis zwei Produkte, um Ihren Pudding abzurunden. Insgesamt sollten es höchstens sechs weitere Zutaten pro Variante sein. Früchte sollten dazugehören. Zubereiten können Sie den Chia-Pudding am Abend vorher – die Inhaltsstoffe der Samen sind dann durch das lange Quellen noch besser verwertbar. In den Chia-Pudding dürfen abends auch schon Haferflocken (Over Night Oats), alle anderen Zutaten bitte erst am Morgen dazugeben.

GRUNDREZEPT

2 EL Chia-Samen | 200 ml ungesüßter Mandeldrink (ersatzweise Reis-, Hafer- oder Sojadrink oder Kokosmilch) | 1–2 TL Ahornsirup

Für 1 Portion | 5 Min. Zubereitung | 30 Min. Quellen
Pro Portion ca. 120 kcal, 4 g E, 7 g F, 8 g KH

1 Die Chia-Samen mit Mandeldrink und Ahornsirup in einer Müslischale gut verrühren und mindestens 30 Min. quellen lassen. Zwischendurch umrühren.

SAMEN MAHLEN

Wenn die Samen nicht über Nacht quellen können, ist es sinnvoll, sie vor dem Einweichen frisch zu mahlen. Die Nährstoffe sind dann noch besser verwertbar.

TIPP

ZUTATEN FÜR VARIANTEN

- plus 150 Gramm nicht zu süße Früchte: z. B. Heidelbeeren, Himbeeren, Physalis, Apfel oder Granatapfel
- plus Gewürze: z. B. Vanille, Zimtpulver, Zitronenschale, Ingwer, Kardamom oder Rosenwasser
- plus ein bis zwei Esslöffel gehackte Nüsse, Kerne & Getreide: z. B. Mandeln, Haselnüsse, Cashewkerne, Walnüsse, Sonnenblumenkerne, kernige Haferflocken, Kürbiskerne, gekeimter Buchweizen, gepoppte Quinoa oder Amarant
- plus Superfoods: z. B. je einen Teelöffel Kakao-Nibs, Rohkakaopulver, Goji-Beeren, Bienenpollen oder Kokosraspel oder einen halben Teelöffel Maca-Pulver oder Matcha-Pulver.

CHIA-PUDDING NACH DEM BAUKASTENPRINZIP

Abwechslung muss sein. Peppen Sie Ihren Chia-Pudding ganz nach Geschmack mit wechselnden Zutaten auf.

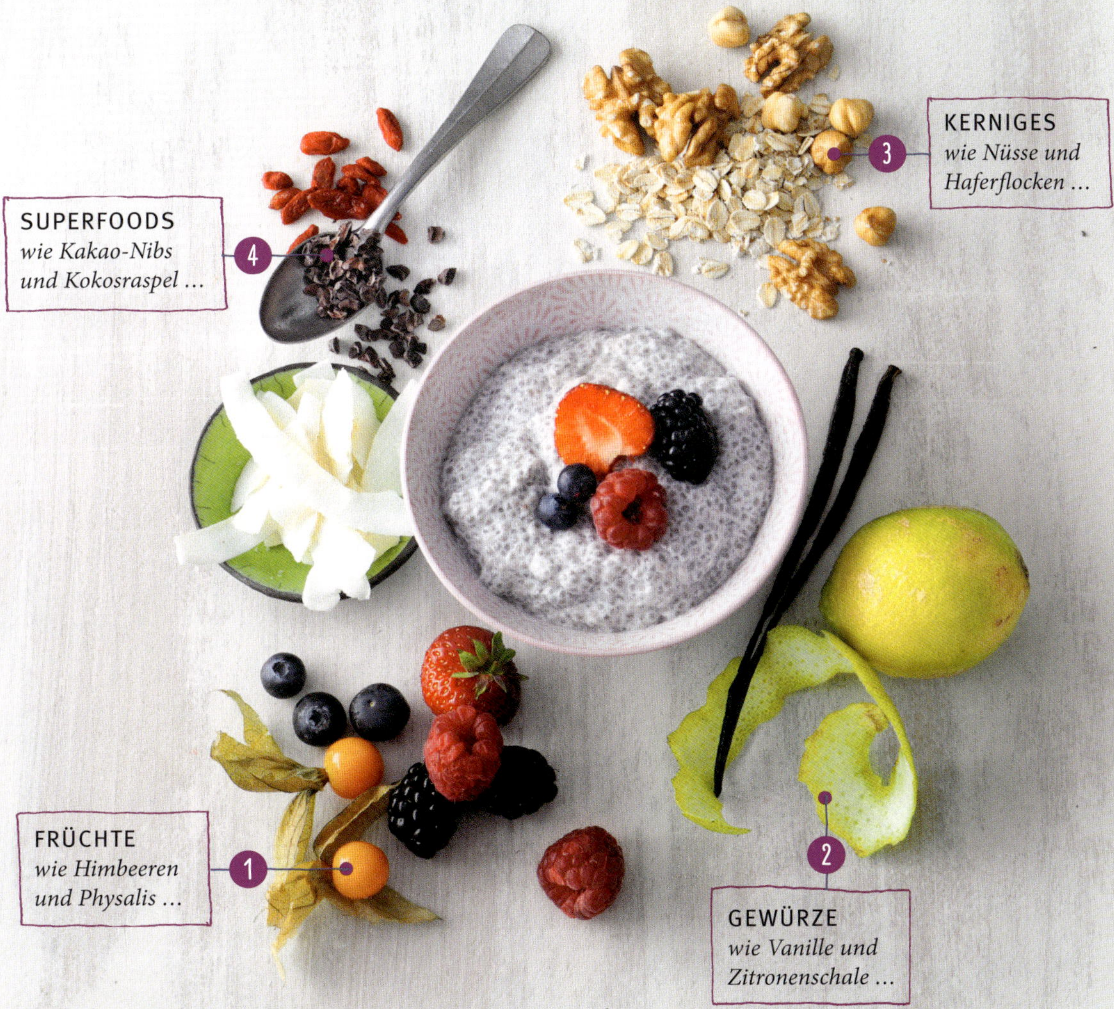

1 FRÜCHTE *wie Himbeeren und Physalis …*
2 GEWÜRZE *wie Vanille und Zitronenschale …*
3 KERNIGES *wie Nüsse und Haferflocken …*
4 SUPERFOODS *wie Kakao-Nibs und Kokosraspel …*

Im Trend: Chia-Smoothies

Diese Smoothies sind für die zweite Woche des 3-Wochen-Programms als Abendessen gedacht. In der dritten Woche geben Sie einfach jeweils einen Esslöffel Chia-Samen mehr in Ihren Smoothie.

SPINAT-SELLERIE-SMOOTHIE

½ Zitrone | 100 g Baby-Spinat | 50 g Staudensellerie | ¼ Avocado (ca. 40 g) | Salz | Kreuzkümmel | 1 EL Chia-Samen

Für 1 Glas | 5 Min. Zubereitung
Pro Portion ca. 155 kcal, 6 g E, 12 g F, 3 g KH

1 Die Zitrone auspressen. Den Spinat und den Staudensellerie waschen und den Sellerie grob in Stücke schneiden. Die Avocado schälen und den Kern entfernen.

2 Alle Zutaten mit 250 ml Wasser gut mixen, am besten in einem Hochleistungsmixer.

▸ **siehe Foto Seite 44**

VARIANTEN

Statt Spinat eignen sich auch frische Kräuter sowie Feld- und Kopfsalat für diesen Smoothie. Anstelle von Staudensellerie passt Salatgurke. Schwarzer Pfeffer oder Chilipulver geben dem Smoothie eine andere, pikante Note.

BANANEN-VANILLE-SMOOTHIE

½ Bio-Zitrone | ½ Banane | 1 EL Chia-Samen | 1 TL Ahornsirup | ¼ l ungesüßter Mandeldrink | gemahlene Vanille

Für 1 Glas | 5 Min. Zubereitung
Pro Portion ca. 125 kcal, 3 g E, 5 g F, 13 g KH

1 Zitronenschale abreiben und Zitrone auspressen. Banane schälen und in Stücke teilen.

2 Zitronenabrieb und -saft mit den Bananenstücken und den anderen Zutaten gut mixen.

VARIANTEN

Auch andere milde Früchte wie Mango oder Birne eignen sich für diesen Smoothie. Statt Mandeldrink können Sie einen anderen Nussdrink oder Haferdrink verwenden.

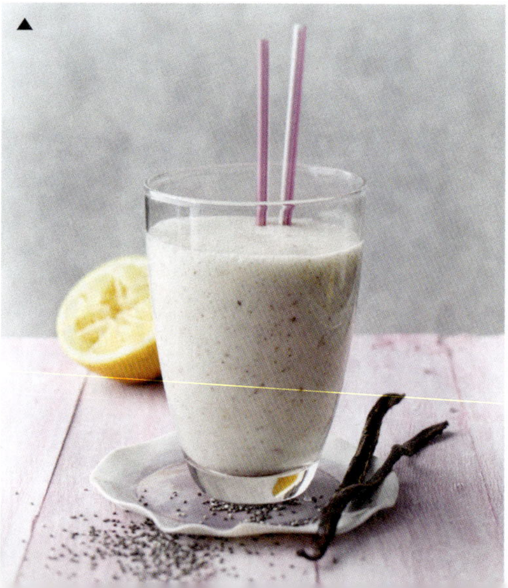
▲

Lunchrezepte

Die folgenden neun vegetarischen und veganen Lunchrezepte passen wunderbar zu Ihrem 3-Wochen-Programm. Anders als die Basic-Rezepte für Chia Fresca, Chia-Pudding und Chia-Smoothies sind sie für jeweils zwei Portionen angelegt. Auch wenn Sie das Programm alleine absolvieren, kann also prima noch jemand mitessen oder Sie bewahren eine Portion für den nächsten Tag auf und sparen Zeit.

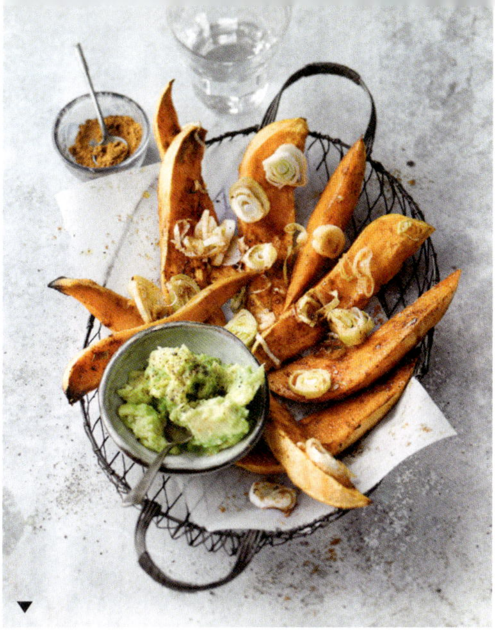

Vegan

SÜSSKARTOFFEL-WEDGES MIT LAUCH UND GUACAMOLE

2 große Süßkartoffeln (ca. 750 g) | 1 ½ Zitronen | 3 EL Olivenöl | Salz | Pfeffer | Gewürzmischung (z. B. Ras el Hanout oder Garam Masala) | 1 kleiner Lauch | 1 Avocado

Für 2 Personen | 20 Min. Zubereitung | 30 Min. Backen
Pro Portion ca. 725 kcal, 8 g E, 43 g F, 75 g KH

1 Backofen auf 180° (Umluft) vorheizen. Süßkartoffeln schälen, halbieren und längs in Spalten schneiden. ½ Zitrone auspressen. Süßkartoffelspalten in einer Schüssel mit dem Zitronensaft und 2 EL Öl mischen und mit den Gewürzen abschmecken.

2 Lauch putzen und in feine Ringe schneiden. Eine weitere ½ Zitrone auspressen. Den Saft mit dem restlichen Öl und etwas Salz und Pfeffer gut vermischen und beiseitestellen.

3 Die Süßkartoffelspalten auf einem Backblech verteilen und auf der mittleren Schiene ca. 30 Min. backen. Nach 15 Min. Backzeit die Spalten einmal wenden. Nach weiteren 10 Min. die Lauchringe über den Süßkartoffeln verteilen und noch einmal ca. 5 Min. backen.

4 In der Zwischenzeit für die Guacamole die Avocado halbieren, den Kern entfernen und das Fruchtfleisch in eine kleine Schüssel löffeln. Restliche Zitronenhälfte auspressen. Avocadofleisch mit einer Gabel zerdrücken und mit Zitronensaft mischen. Salzen und pfeffern.

5 Süßkartoffel-Wedges zusammen mit der Guacamole servieren.

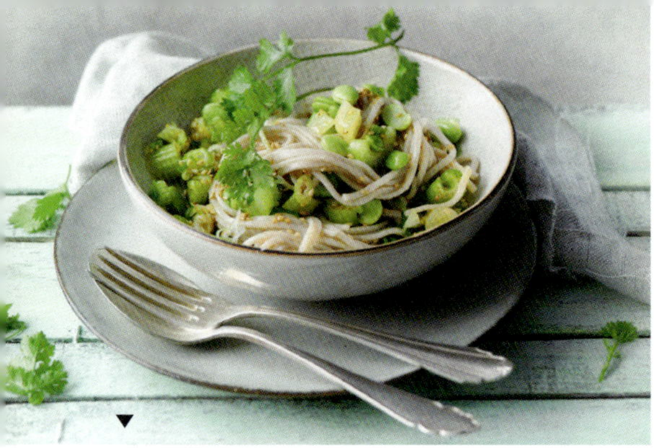

Vegan

EDAMAME-BOHNEN MIT SOBANUDELN UND SESAM

400 g TK-Edamame-Bohnen (geschält ca. 200 g) | 200 g Sobanudeln | 3 EL Sesam | 2 Frühlingszwiebeln | 2 Stangen Staudensellerie | ½ Bund Koriandergrün

Für die Sauce: 1 Stück Ingwer (4 cm lang) | 1 Limette | 4 EL Sojasauce | 1 EL Sesamöl aus gerösteten Samen | 1 EL Ahornsirup (ersatzweise Honig) | 1 EL milde Misopaste | 1 TL Chilisauce

Für 2 Personen | 30 Min. Zubereitung
Pro Portion ca. 735 kcal, 33 g E, 20 g F, 102 g KH

1 Bohnen ca. 3 Min. in kochendem Wasser kochen, dann abgießen, abschrecken und schälen.

2 Für die Sauce Ingwer schälen und klein hacken. Limette halbieren und auspressen. Limettensaft mit dem Ingwer und den anderen Saucenzutaten mit einem Schneebesen verquirlen und beiseitestellen.

3 Sobanudeln nach Packungsanweisung in ca. 5 Min. bissfest kochen, nach ca. 3 Min. die Edamame-Bohnen dazugeben.

4 In der Zwischenzeit den Sesam ohne Öl in einer Pfanne bei mittlerer Hitze rösten, dabei immer wieder rühren, damit er nicht anbrennt. Wenn die Sesamsamen goldgelb werden und anfangen zu duften, aus der Pfanne nehmen und in eine Schüssel geben.

5 Bohnen und Nudeln durch ein Sieb abgießen und abschrecken.

6 Frühlingszwiebeln und Staudensellerie waschen und putzen. Frühlingszwiebeln in Ringe, Sellerie in Stücke schneiden. Sellerie in 125 ml Wasser ca. 8 Min. dünsten, nach 6 Min. die Zwiebeln dazugeben. Koriander waschen, trocken schütteln und hacken.

7 Nudeln und Bohnen mit Gemüse, Sesam und Sauce mischen. Mit Koriander bestreut servieren.

INFO

EDAMAME-BOHNEN

Die unreif geernteten Sojabohnen strotzen nur so vor Protein. In Japan werden sie in der Schote in Salzwasser gegart und als Snack gereicht. Auch bei uns kommen sie zunehmend in Mode. Man pult die einzelnen Bohnen aus der Schote. Sie schmecken nussig-süß und sind gesund – eine ideale Chips-Alternative.

Vegetarisch

FRITTATA MIT SPINAT

300 g TK-Blattspinat (200 g Abtropfgewicht) | 50 g Parmesan | 4 EL Milch | 4 Eier | Salz | Pfeffer | Muskatnuss | 1 Zwiebel | 1 Knoblauchzehe | 1 EL Olivenöl

Für 2 Personen | 40 Min. Zubereitung
Pro Portion ca.345 kcal, 26 g E, 25 g F, 4 g KH

1 Spinat auftauen lassen. Backofen auf 200° vorheizen. Den Parmesan reiben, die Hälfte davon mit Milch und Eiern verquirlen und mit Salz, Pfeffer und einer Prise frisch geriebener Muskatnuss würzen.

2 Zwiebel schälen, halbieren und in Scheiben schneiden, Knoblauch schälen und hacken. Aufgetauten Spinat mit den Händen ausdrücken und grob in Streifen schneiden.

3 Zwiebel und Knoblauch mit dem Öl in einer großen beschichteten Pfanne bei mittlerer Hitze zugedeckt ca. 7 Min. dünsten. Nach ca. 5 Min. den Spinat zugeben, alles salzen und pfeffern.

4 Die Käse-Eier-Milch dazugießen und in ca. 2 Min. auf dem Herd stocken lassen. Restlichen Käse darüberstreuen und die Frittata auf der mittleren Schiene 10 – 12 Min. backen. Aus dem Ofen nehmen, auf einem großen Brett in vier Tortenstücke schneiden und servieren. Dazu passt ein grüner Salat.

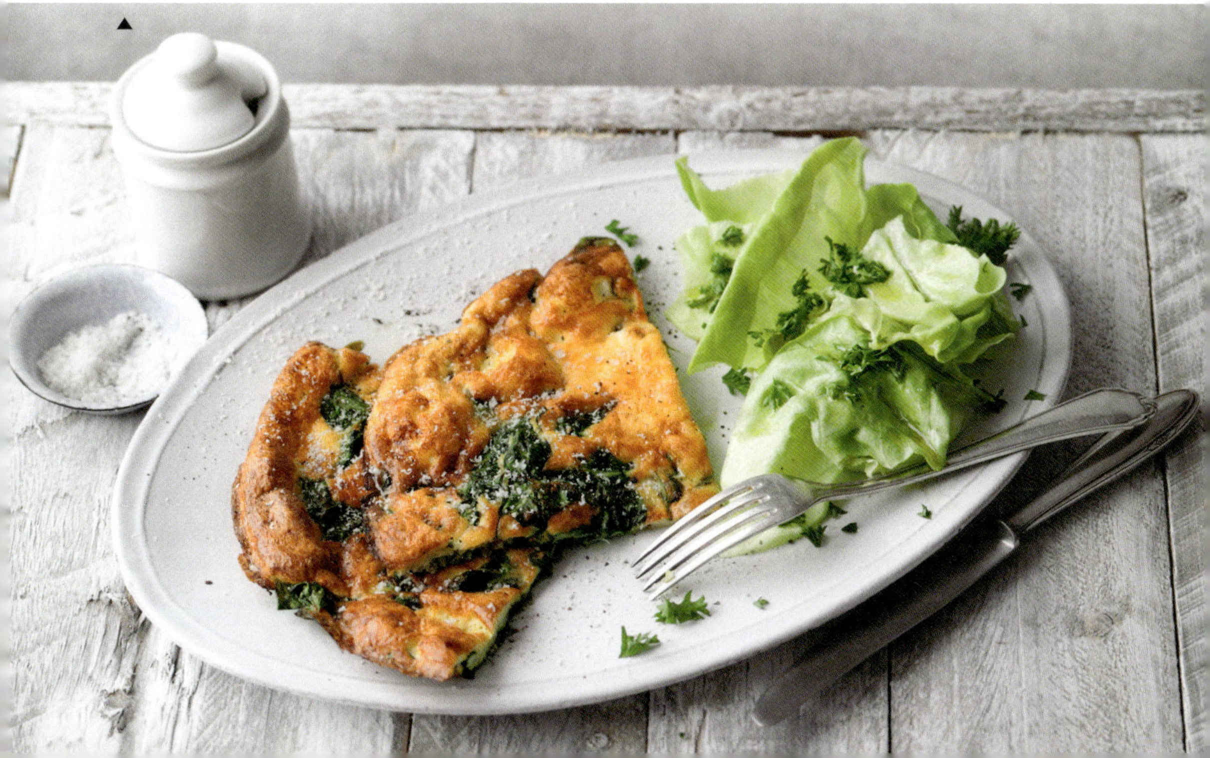

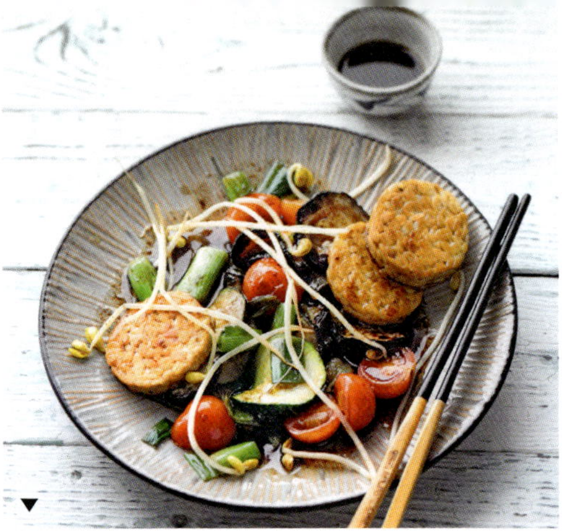

Vegan

ZUCCHINI-GEMÜSE MIT TEMPEH

4 Frühlingszwiebeln | 2 Zucchini (ca. 300 g) | 200 g Kirschtomaten | 200 g Tempeh | 1 EL Öl | Sojasauce | 100 ml Gemüsebrühe | Salz | Pfeffer | 50 g Sprossen

Für 2 Personen | 20 Min. Zubereitung
Pro Portion ca. 265 kcal, 23 g E, 14 g F, 11 g KH

1 Frühlingszwiebeln, Zucchini und Tomaten waschen und putzen. Frühlingszwiebeln in 1 cm lange Stücke schneiden, Zucchini in Scheiben, Kirschtomaten halbieren.

2 Tempeh in Scheiben schneiden und in einer Pfanne mit dem Öl bei mittlerer Hitze von beiden Seiten insgesamt 2 – 3 Min. anbraten. Mit 2 EL Sojasauce ablöschen. Aus der Pfanne nehmen und auf Küchenpapier entfetten.

3 Das vorbereitete Gemüse mit der Brühe in die Pfanne geben und ca. 5 Min. zugedeckt bei geringer Hitze dünsten. Mit Sojasauce, Salz und Pfeffer abschmecken. Tempeh und Sprossen kurz miterhitzen und servieren.

VARIANTE

Sie können das Rezept auch mit Tofu zubereiten. Dafür die Tofuscheiben vor dem Braten in einer Marinade aus dem Abrieb einer Zitronenschale, Knoblauch und Currypulver wenden und zehn Minuten ziehen lassen.

INFO

TEMPEH

Wie Tofu wird der aus Indonesien stammende Tempeh aus Sojabohnen hergestellt. Den geschälten und gekochten Bohnen wird ein Edelpilz beigegeben, sodass sie fermentieren. Deshalb schmeckt Tempeh viel intensiver als Tofu, ein bisschen wie gereifter Edelpilzkäse. Zudem machen die Fermentationsbakterien Tempeh besser verdaulich. Kaufen Sie ihn so frisch wie möglich und bereiten Sie ihn rasch zu, damit er nicht zu stark fermentiert. Tempeh können Sie wie Tofu braten, kochen, frittieren, grillen oder panieren.

Vegan

QUINOA-KICHERERBSEN-PFANNE

250 g Quinoa | 1 kleine Zwiebel | 1 Knoblauchzehe | 1 Zweig Rosmarin | ½ Chilischote | 2 Stangen Staudensellerie | 2 kleine Möhren | 1 EL Öl | ½ Zitrone | 1 Pack. pürierte Tomaten (250 g) | 150 ml Gemüsebrühe | Salz | Pfeffer | ½ Bund Petersilie | 100 g vorgekochte Kichererbsen (Glas)

Für 2 Personen | 40 Min. Zubereitung
Pro Portion ca. 585 kcal, 23 g E, 13 g F, 89 g KH

1 Quinoa ca. 5 Min. in Wasser einweichen. Dann in ein Sieb abgießen, abspülen, abtropfen lassen und anschließend in einem kleinen Topf mit 500 ml Wasser 15 – 17 Min. zugedeckt kochen. Herdplatte ausschalten und noch ca. 5 Min. nachziehen lassen. Quinoa vom Herd nehmen und mit einer Gabel auflockern.

2 In der Zwischenzeit Zwiebel schälen, halbieren und würfeln, Knoblauch schälen und klein hacken. Die Nadeln des Rosmarinzweigs abstreifen und mit der Chilischote ebenfalls klein hacken. Staudensellerie putzen, waschen und quer in Streifen schneiden, Möhren schälen und in Scheiben schneiden.

3 Zwiebel, Knoblauch, Rosmarin und Chili in einer großen Pfanne im Öl ca. 3 Min. anschwitzen.

4 Zitrone auspressen. Gemüse mit den pürierten Tomaten, 1 EL Zitronensaft und Brühe in die Pfanne geben. Salzen und pfeffern. Bei kleiner Hitze in ca. 20 Min. bissfest kochen.

5 Petersilie waschen, trocken schütteln und klein hacken. Kichererbsen in ein Sieb schütten, abtropfen lassen und mit der Hälfte der gekochten Quinoa ebenfalls in die Pfanne geben. Umrühren und abschmecken. Vor dem Servieren mit Petersilie bestreuen.

EINMAL KOCHEN, ZWEIMAL ESSEN

Bewahren Sie die zweite Hälfte der gekochten Quinoa (circa 200 Gramm) für den Quinoa-Salat von Seite 54 oder die Buddha Bowl von Seite 57 im Kühlschrank auf. Die gekochte Quinoa ist im Kühlschrank circa eine Woche lang haltbar.

◀

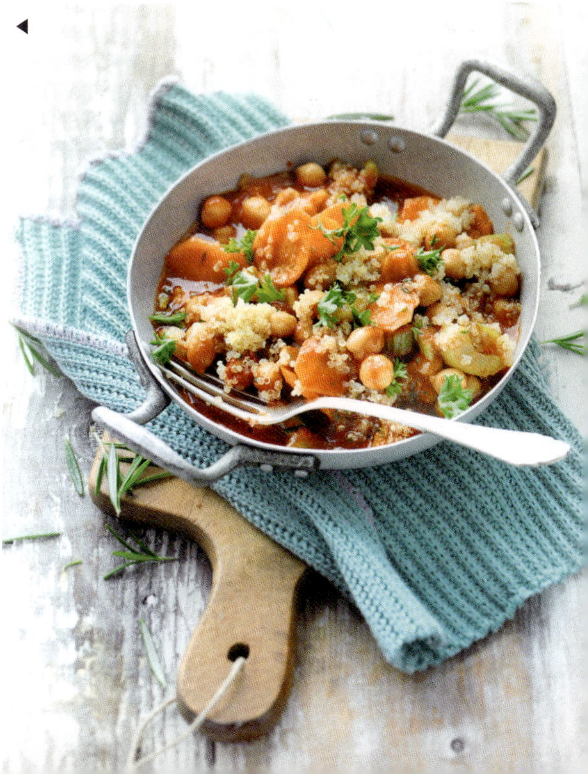

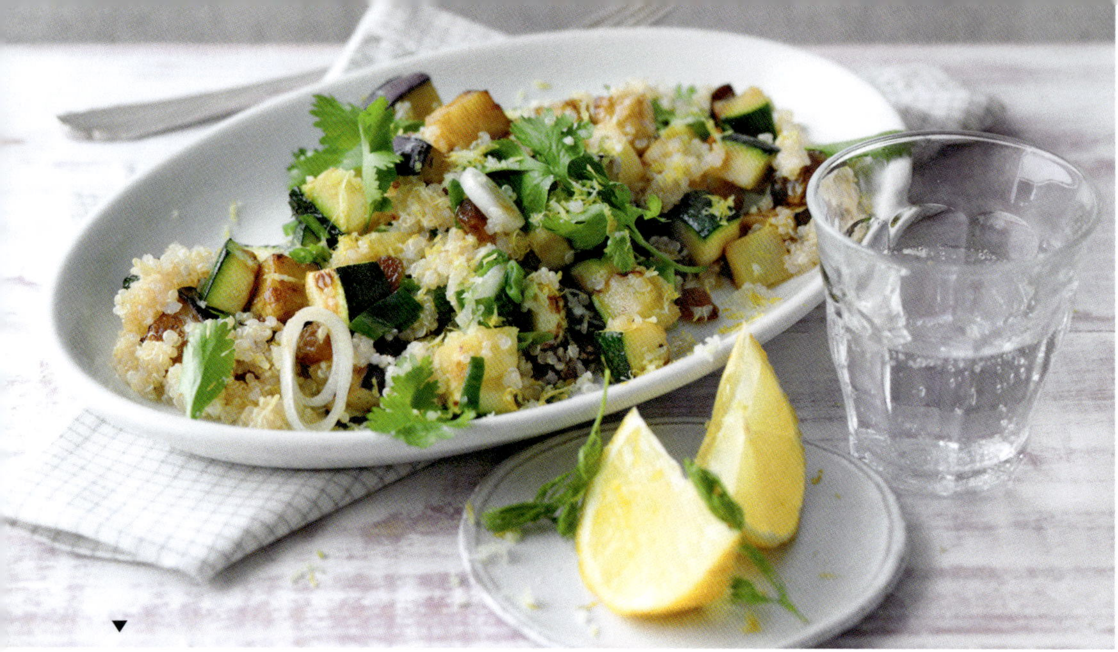

Vegan

QUINOA-SALAT MIT AUBERGINE UND KORIANDER

2 Frühlingszwiebeln | 1 Knoblauchzehe | 1 Chilischote | 1 Aubergine | 1 Zucchino | ½ Bund Koriandergrün | 3 EL Olivenöl | 200 g gekochte Quinoa ▸ **siehe Seite 53** | 2 EL Rosinen | ½ Bio-Zitrone | 1 TL gemahlener Kreuzkümmel | Salz | Pfeffer

Für 2 Personen | 30 Min. Zubereitung
Pro Portion ca. 590 kcal, 17 g E, 21 g F, 78 g KH

1 Frühlingszwiebeln waschen, putzen und in Ringe schneiden. Den Knoblauch schälen und mit der Chilischote klein hacken. Aubergine und Zucchino waschen, putzen und in ca. 1 cm große Würfel schneiden. Koriander abbrausen und trocken schütteln, die Blättchen abzupfen oder das ganze Bund grob hacken.

2 Die Auberginenwürfel in einer beschichteten Pfanne ohne Öl in ca. 6 Min. unter häufigem Rühren oder Schwenken goldbraun braten. Zucchini in einer zweiten Pfanne mit 1 EL Olivenöl 2–3 Min. braten, Frühlingszwiebeln und Knoblauch zugeben und in ca. 1 Min. fertig garen.

3 Die kalte gekochte Quinoa auflockern. Gemüse, Koriander und Rosinen untermischen. Zitronenschale abreiben, Zitrone auspressen. Abrieb und Saft zusammen mit dem restlichen Olivenöl untermischen. Salat mit Kreuzkümmel, Salz und Pfeffer kräftig abschmecken.

Vegetarisch

ROTE-BETE-SUPPE MIT MEERRETTICH

500 g Rote Beten | 2 Knoblauchzehen | 2 Zweige Thymian | 2 EL Olivenöl | 800 ml Gemüsebrühe | 1 Stück Meerrettich (ca. 4 cm lang) | 100 g saure Sahne | 1 Scheibe Pumpernickel | Salz | Pfeffer

Für 2 Personen | 25 Min. Zubereitung
Pro Portion ca. 285 kcal, 6 g E, 15 g F, 26 g KH

1 Rote Beten waschen, schälen und grob würfeln. Knoblauch schälen und klein hacken, Thymianblättchen von den Zweigen streifen.

2 Rote Beten in einem großen Topf bei mittlerer Hitze mit 1 EL Öl ca. 5 Min. anschwitzen. Thymian und Knoblauch zugeben und alles ca. 1 Min. braten. Mit der Gemüsebrühe ablöschen und das Gemüse bei kleiner Hitze zugedeckt in ca. 15 Min. weich kochen.

3 In der Zwischenzeit den Meerrettich schälen und so viel davon fein reiben, dass es zwei volle Esslöffel ergibt. Den geriebenen Meerrettich mit der sauren Sahne mischen.

4 Pumpernickel in ca. 1 cm große Würfel schneiden und in einer Pfanne mit dem restlichen Öl ca. 3 Min. heiß rösten. Dabei öfter umrühren. Brotwürfel aus der Pfanne nehmen und auf Küchenpapier entfetten.

5 Die Suppe im Mixer glatt pürieren. Mit Salz und Pfeffer abschmecken und mit Meerrettichsahne und Pumpernickel-Croûtons anrichten.

VEGANE VARIANTE

Wenn Sie die saure Sahne weglassen oder sie durch die Cashewkern-Crème-Fraîche von Seite 78 ersetzen, ist das Rezept vegan.

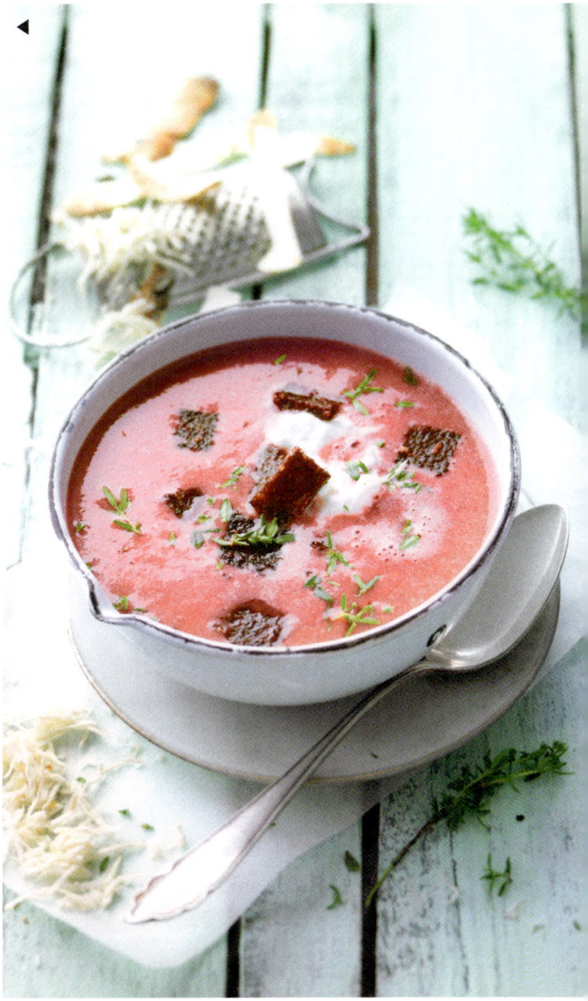

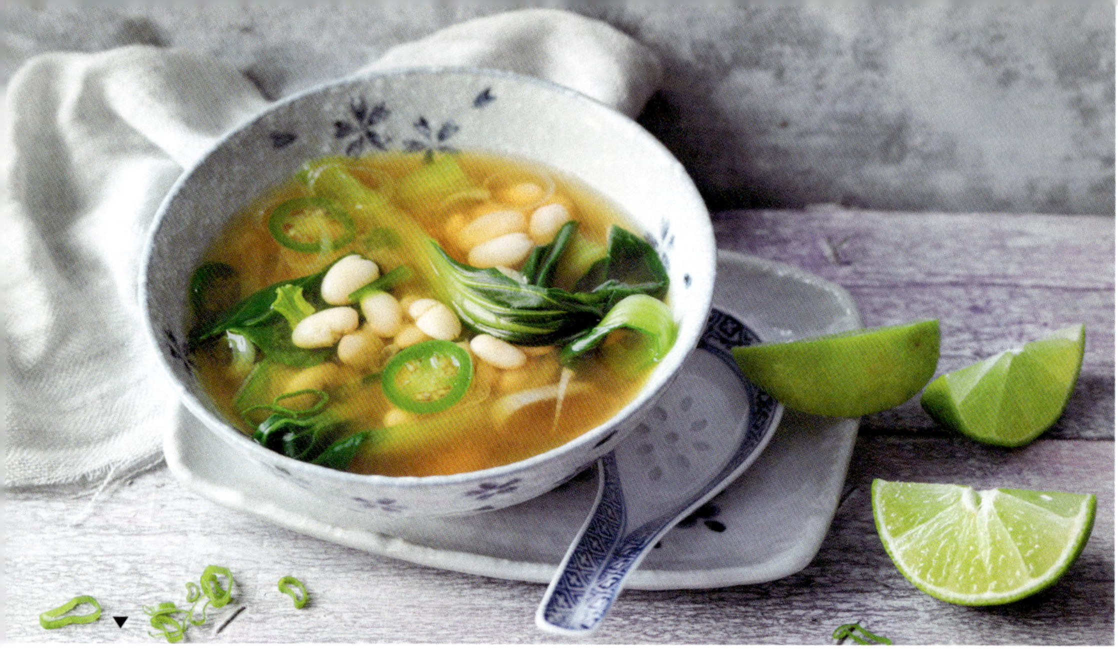

Vegan

BOHNENSUPPE MIT MISO UND PAK CHOI

1 Glas gekochte weiße Bohnen (Abtropfgewicht ca. 240 g) | 2 Frühlingszwiebeln | 1 Chilischote | 200 g Pak Choi | 800 ml Gemüsebrühe | 4 gehäufte EL Miso (z. B. rotes Aka-Miso) | 2 EL Sojasauce | 1 Limette

Für 2 Personen | 25 Min. Zubereitung
Pro Portion ca. 170 kcal, 13 g E, 2 g F, 23 g KH

1 Bohnen in ein Sieb schütten, mit kaltem Wasser kurz abspülen und abtropfen lassen. Frühlingszwiebeln putzen und in mittelfeine Ringe schneiden. Die Chilischote in feine Ringe schneiden. Pak Choi waschen, abtropfen lassen und in breite Streifen schneiden.

2 Pak Choi, Frühlingszwiebeln und Chili mit der Brühe in einem Topf ca. 5 Min. ohne Deckel bei schwacher Hitze kochen.

3 Die Bohnen zur Suppe geben. Miso in einer Schüssel mit etwas heißer Brühe cremig rühren und ebenfalls in die Suppe mischen.

4 Suppe mit Sojasauce abschmecken. Die Limette vierteln und die Bohnen-Miso-Suppe mit den Limettenspalten servieren.

VARIANTE

Statt Pak Choi können Sie für diese Suppe auch Mangold oder Spinat verwenden, statt Bohnen auch vorgekochte Kichererbsen aus dem Glas oder der Dose.

Vegetarisch

BUDDHA BOWL

½ Hokkaido-Kürbis (ca. 500 g) | 1 Zitrone | 3 EL Sojasauce | 2 EL Ahornsirup | 2 EL Sesam | 2 Eier | 150 g Rotkohl ohne Strunk | Salz | 2 EL Sonnenblumenkerne | Öl zum Rösten | 50 g Feldsalat | 2 EL Sprossen (z. B. Kresse, Mungo, Soja) | 3 EL Olivenöl | Pfeffer | 200 g vorgekochte Quinoa ▸ **siehe Seite 53**

Für 2 Personen | 40 Min. Zubereitung
Pro Portion ca. 820 kcal, 31 g E, 37 g F, 88 g KH

1 Backofen auf 200° vorheizen, ein Backblech mit Backpapier auslegen. Kürbis waschen, entkernen und mit Schale in Scheiben schneiden. Zitrone halbieren und auspressen. Aus 2 EL Zitronensaft, Sojasauce, 1 EL Ahornsirup und Sesam eine Marinade anrühren und die Kürbisscheiben darin wenden.

2 Kürbisscheiben auf dem Blech verteilen und 30 – 35 Min. backen, nach ca. 15 Min. wenden.

3 Eier in ca. 10 Min. hart kochen, abschrecken, pellen und vierteln.

4 Rotkohl waschen, in feine Streifen schneiden und leicht salzen. Dann mit den Händen kräftig durchkneten und beiseitestellen.

5 Sonnenblumenkerne mit knapp ½ TL Öl bei mittlerer Hitze ca. 2 Min. rösten, bis sie duften und goldgelb werden. Dabei öfter umrühren. Auf Küchenpapier entfetten und etwas salzen.

6 Feldsalat und Sprossen putzen und gut waschen. Aus Olivenöl, 2 EL Zitronensaft, Salz, Pfeffer und dem restlichen Ahornsirup eine Salatsauce anrühren.

7 Flüssigkeit des Rotkohls abgießen. Rotkohl und Feldsalat getrennt voneinander mit dem Dressing anmachen. Vorgekochte Quinoa mit 2 EL Wasser in einem kleinen Topf erhitzen.

8 Salate mit Kürbisscheiben, Eiern und Quinoa jeweils nebeneinander in zwei Schüsseln anrichten und mit Sprossen und Sonnenblumenkernen bestreuen.

DIE BUDDHA BOWL

Bei gesundheitsbewussten Foodies ist die Buddha Bowl Trend. Ihr Name soll an den runden Bauch von Buddha erinnern. Genauso prall gefüllt mit gesunden Nahrungsmitteln ist so eine Schale. Für den aromatischen Kick sorgt meist ein raffiniertes Dressing, ein Pesto oder auch etwas Hummus. Häufig werden warme und kalte Speisen miteinander kombiniert.

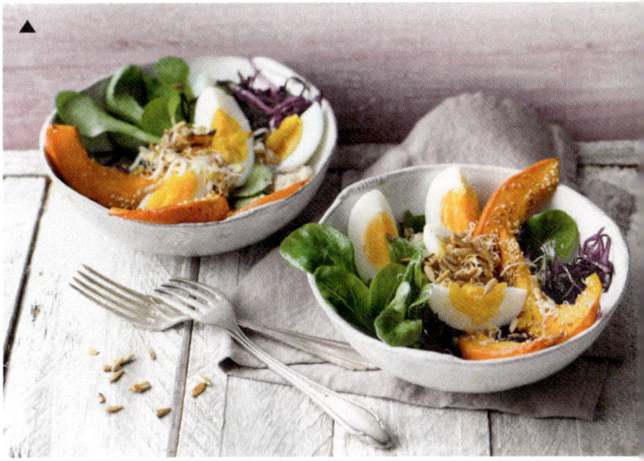

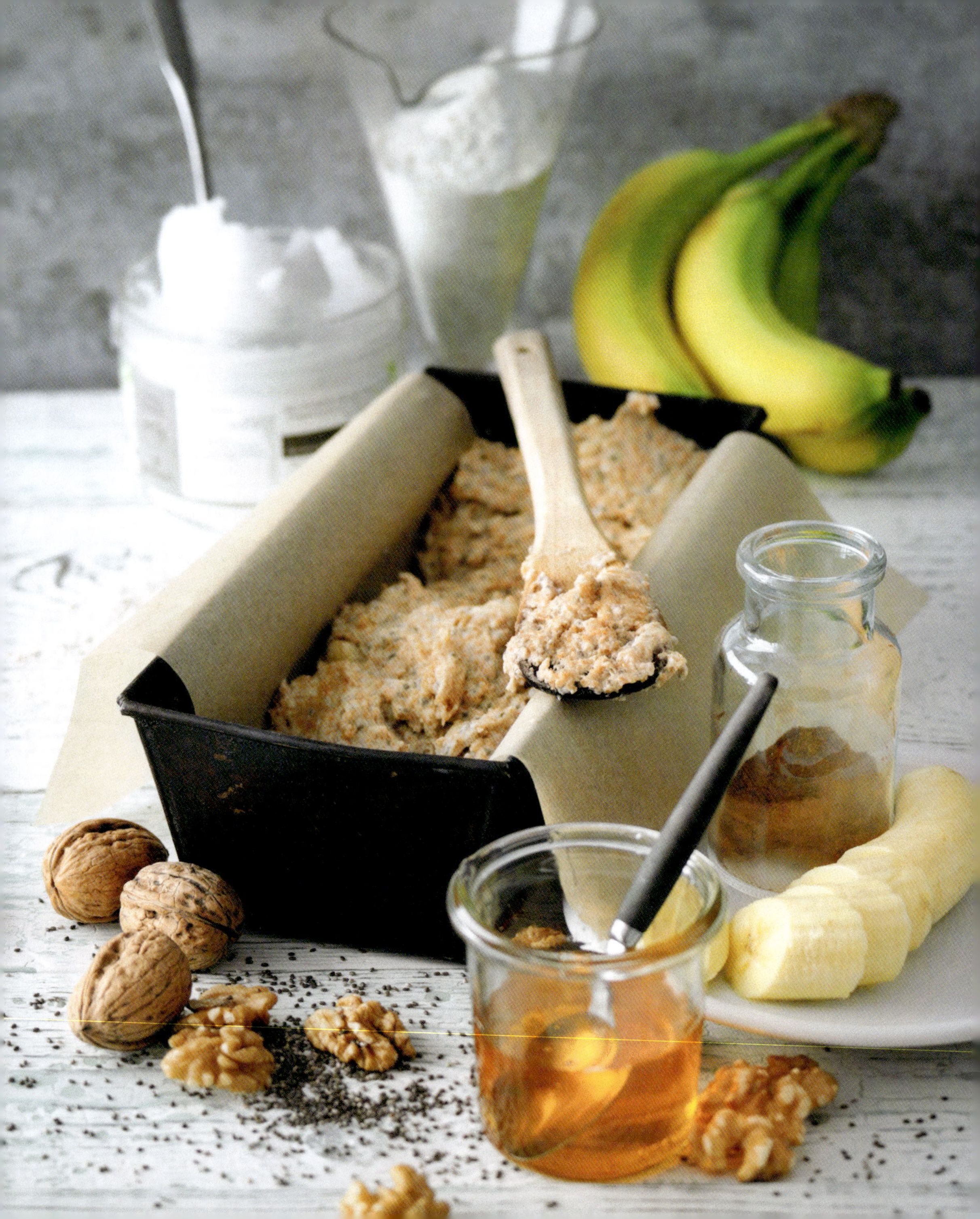

KÖSTLICHE CHIA-REZEPTE FÜR JEDEN TAG

CHIA IST NATÜRLICH NICHT NUR FÜR ERNÄHRUNGSPLÄNE WIE DAS 3-WOCHEN-PROGRAMM GEEIGNET. AUCH IN DER ALLTAGSKÜCHE SORGEN DIE POWERSAMEN IMMER WIEDER FÜR EINEN GESUNDEN KICK.

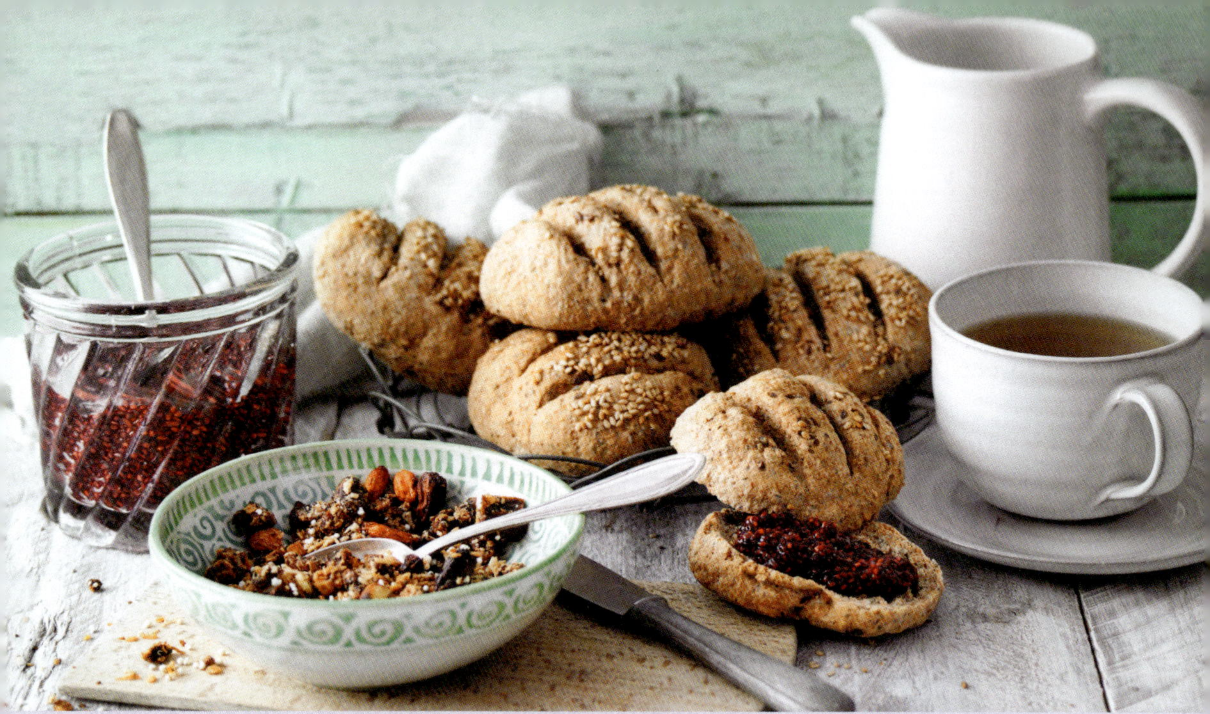

FRÜHSTÜCKSIDEEN MIT CHIA

Ein guter Chia-Pudding zum Frühstück, und der Tag ist dein Freund. Doch es muss natürlich nicht immer Pudding sein. Ebenso perfekt fürs gesunde Frühstück sind Fruchtaufstriche mit Chia-Samen als bindender Zutat. Und die Samen können noch mehr: Sie lassen selbst gemachte Backwaren wunderbar saftig werden – das Bananen-Walnuss-Brot von Seite 64 und die Pancakes von Seite 65 werden mit ihnen ganz ohne Ei schön fluffig. Granola geben sie den gewissen Crunch und die Nusscreme, die ich Ihnen auf Seite 62 vorstelle, hat dank Chia eine wunderbar geschmeidige Konsistenz. Das Beste am Chia-Frühstück: Gleich morgens sind Sie richtig gut gesättigt und tanken nebenbei noch eine Portion Extraenergie für viele Stunden. So sind Sie auf jeden Fall perfekt gestärkt für Schule, Uni, Job oder auch den schweißtreibenden Frühsport.

Vegan, roh

BROMBEER-CHIA-MARMELADE

200 g Brombeeren (frisch oder TK) | 2 TL Ahornsirup | 2 EL Chia-Samen

Für 1 Glas (à 250 ml) | 5 Min. Zubereitung | 1 Std. Quellen
Pro Portion (30 g) ca. 25 kcal, 1 g E, 1 g F, 2 g KH

1 Frische Brombeeren verlesen, TK-Beeren etwas antauen lassen. Die Beeren pürieren und bei Bedarf mit Ahornsirup süßen. Zum Schluss die Chia-Samen unterrühren.

2 Die kalt gerührte Marmelade in ein heiß ausgespültes, sauberes Schraubglas füllen und sofort verschließen. Nach ca. 1 Std. Quellzeit hat sie die richtige Konsistenz. Im Kühlschrank hält sie sich ca. 1 Woche.

Varianten

Für dieses einfache Marmeladen-Grundrezept können Sie auch andere Früchte verwenden – beispielsweise Himbeeren, Heidelbeeren, Erdbeeren, Mangos, Pfirsiche oder Kiwis. Auch mit Gewürzen wie Vanille oder Zimt lässt sich das Rezept variieren. Oder Sie geben Kräuter wie Zitronenmelisse und Basilikum hinzu. Sehr gut schmeckt die kalt gerührte Marmelade nicht nur zu Brot, sondern auch zu Pancakes ▸ **siehe Seite 65** oder Chia-Pudding ▸ **siehe Seite 46**.

INFO

ROHKOSTQUALITÄT

Chia-Samen, die noch keimen können, haben Rohkostqualität. Sie wurden besonders schonend verarbeitet und nicht über 42 Grad erhitzt. Im Handel gibt es Chia-Samen in sehr unterschiedlicher Qualität. Die Auszeichnung »Rohkostqualität« bedeutet auf jeden Fall Topqualität. Wenn auf der Packung nicht extra auf die Rohkostqualität hingewiesen wird, heißt das allerdings nicht unbedingt, dass es sich um ein schlechteres Produkt handelt.

◂

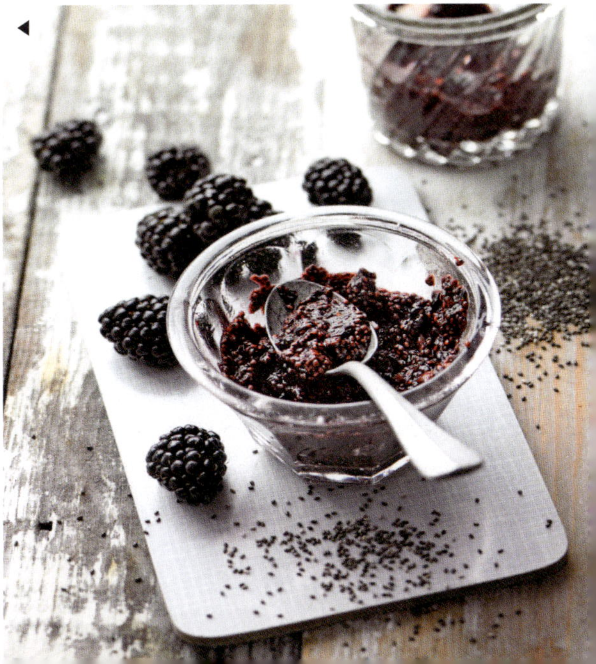

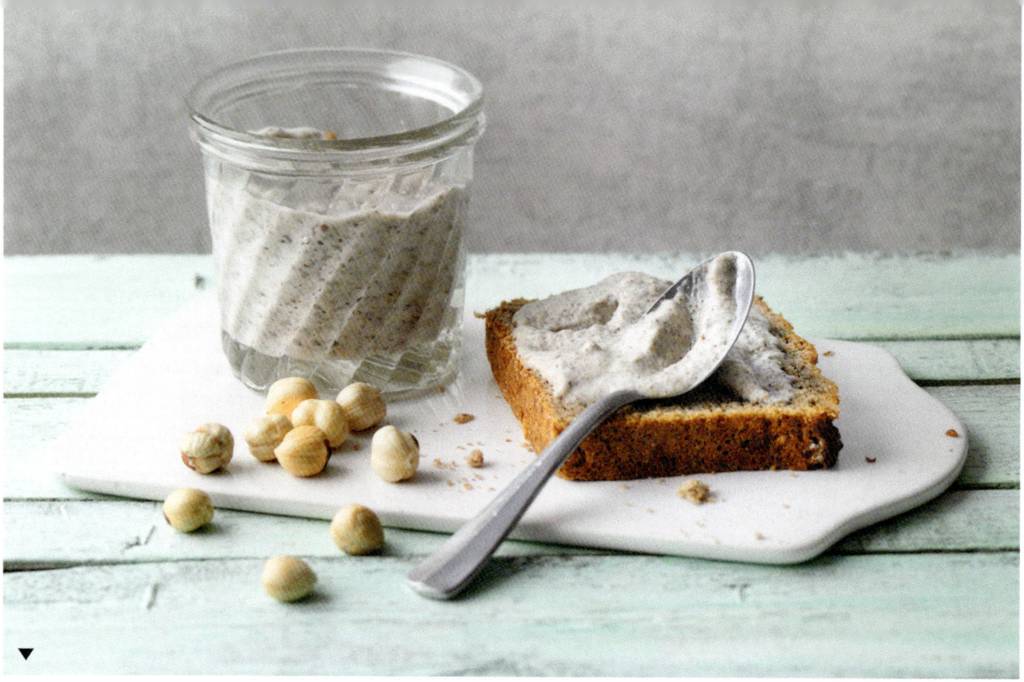

Vegan

HASELNUSS-ZIMT-CREME

150 g Haselnusskerne | 2 EL Ahornsirup (ersatzweise Honig) | 250 ml Haselnussdrink | 1 EL Chia-Samen | 1 TL Zimtpulver | gemahlene Vanille | 1 Prise Meersalz | 1 TL Kokosnussöl

Für 2 Gläser (à 200 ml) | 10 Min. Zubereitung | 10 Min. Backen | 10 Min. Kühlen
Pro Portion (30 g) ca. 100 kcal, 2 g E, 8 g F, 4 g KH

1 Backofen auf 200° vorheizen. Die Haselnüsse auf einem Blech im Ofen ca. 10 Min. auf mittlerer Schiene rösten. Nüsse aus dem Ofen nehmen. Mit einem Küchenpapier Häute abreiben.

2 Die Haselnüsse ca. 10 Min. abkühlen lassen. Dann in einem Blender zusammen mit dem Ahornsirup und dem Nussdrink pürieren. Chia-Samen, Zimt, Vanille, Salz und Kokosnussöl zugeben und auf höchster Stufe weitermixen, bis die Masse cremig ist.

3 Die Creme in zwei saubere und trockene Gläser mit Schraubverschluss füllen. So hält sie sich im Kühlschrank ca. 10 Tage.

Was dazu passt

Ein Esslöffel der Creme schmeckt lecker in einem Müsli oder auf Brot. Besonders gut passt die Nusscreme auch zum Bananen-Walnuss-Brot von Seite 64 und zu warmen Desserts wie Waffeln oder Pancakes.

Vegetarisch, glutenfrei

MANDEL-GOJI-GRANOLA

50 g Trockenfrüchte (z. B. Aprikosen, Datteln oder Physalis) | 100 g Mandeln | 65 g Chia-Samen | 100 g Kokosraspel | 100 g kernige Haferflocken | 50 g gepoppter Amarant (ersatzweise gepoppte Quinoa) | 1 TL Zimtpulver | 75 g Honig | 50 g Kokosöl | 50 g Goji-Beeren

Für ein großes Vorratsglas (ca. 16 Portionen) | 15 Min. Zubereitung | 20 Min. Backen
Pro Portion ca. 185 kcal, 4 g E, 12 g F, 14 g KH

1 Backofen auf 150° (Umluft) vorheizen. Große Trockenfrüchte wie Datteln oder Aprikosen grob hacken. Mandeln ebenfalls grob hacken.
15 g Chia-Samen mahlen. Mit den restlichen Chia-Samen, Mandeln, Kokosraspeln, Haferflocken, Amarant und Zimt mischen.

2 Honig in einem kleinen Topf mit dem Kokosöl zerlassen. Unter die Nussmischung rühren und alles auf einem mit Backpapier ausgelegten Blech verteilen.

3 Auf mittlerer Schiene ca. 20 Min. backen, zwischendurch einmal umrühren. Granola aus dem Ofen nehmen, Trockenfrüchte und Goji-Beeren untermischen.

4 Alles mit dem Backpapier vom Blech ziehen. Das Papier vom Rand her über der Granola zusammenlegen und die Mischung leicht drücken, damit sich beim Abkühlen kleine Klümpchen bilden. In einem luftdicht verschlossenen Behälter hält sich das Knuspermüsli gut 1 – 2 Wochen.

INFO

STATT KUHMILCH

Untersuchungen haben gezeigt, dass Kuhmilch die Aufnahme wertvoller Antioxidantien aus der Nahrung blockiert. Auch aus diesem Grund ist es empfehlenswert, Superfood-Müslis und Chia-Pudding mit einem Nuss-, Soja- oder Haferdrink zuzubereiten.

◀

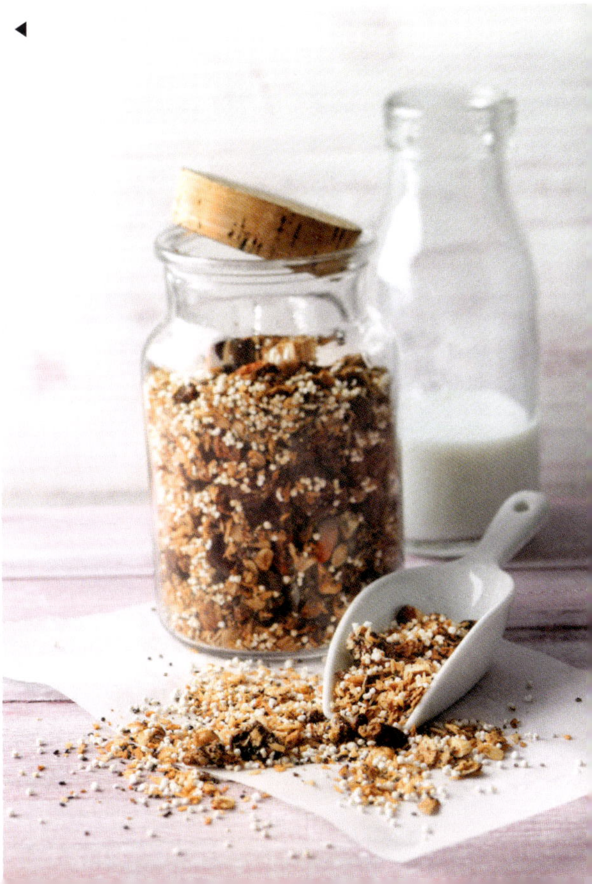

Vegan

BANANEN-WALNUSS-BROT

2 EL Chia-Samen | 2 vollreife Bananen (knapp 200 g geschält) | 100 g Kokosöl | 250 g Dinkelvollkornmehl | 50 g Ahornsirup | 1 Pck. Backpulver | 1 TL Zimtpulver | 1 TL gemahlene Vanille | Salz | 85 g Walnusskerne

Für 1 kleine Kastenform (ca. 20 × 11 × 8 cm) | 25 Min. Zubereitung | 45 Min. Backen
Pro Scheibe ca. 135 kcal, 3 g E, 8 g F, 12 g KH

1 Backofen auf 200° vorheizen. Chia-Samen mit 4 EL Wasser mischen und ca. 10 Min. quellen lassen. Bananen schälen und mit einer Gabel zerdrücken.

2 Kokosöl erhitzen, bis es flüssig wird. Mit den Bananen, den Chia-Samen und allen anderen Zutaten außer den Walnüssen in eine Rührschüssel geben. Alles mit dem Rührgerät zu einem sämigen Teig verarbeiten und dabei langsam 100 ml Wasser zugeben.

3 70 g Walnüsse grob hacken und unter den Rührteig ziehen. Eine Kastenform einfetten und den Teig gleichmäßig einfüllen. Mit den restlichen Walnüssen garnieren.

4 Bananenbrot auf der mittleren Schiene im Ofen ca. 45 Min. backen. Falls die Walnüsse oben gegen Ende der Backzeit zu braun werden, das Bananenbrot mit Alufolie abdecken. Mit einem Holzstäbchen testen, ob das Brot fertig ist. Wenn kein Teig mehr am Stäbchen kleben bleibt, den Ofen ausschalten und das Bananenbrot bei leicht geöffneter Ofentür ca. 10 Min. ziehen lassen. Das Brot vor dem Anschneiden auskühlen lassen.

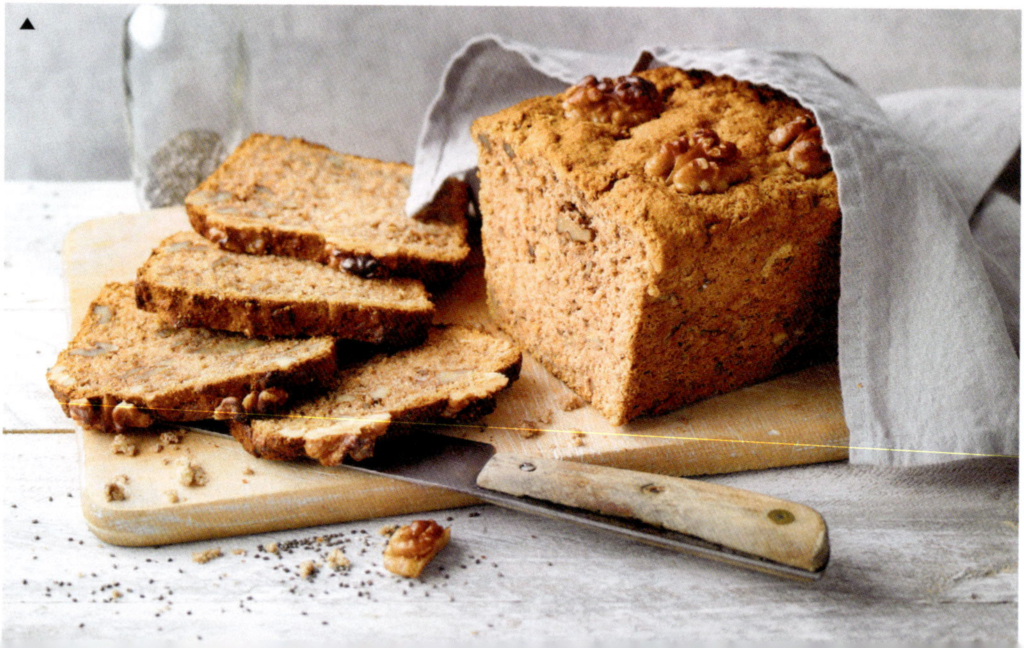

Vegan

DINKEL-BIRNEN-PANCAKES

50 g Chia-Samen | 150 g Dinkelvollkornmehl | 1 EL Backpulver | 1 TL Salz | 1 TL Zimtpulver | 1 TL gemahlene Vanille | 8 EL Ahornsirup | 350 ml Mandeldrink | 1 reife Birne | Öl zum Ausbacken

Für 10 Stück | 30 Min. Zubereitung
Pro Stück ca. 140 kcal, 4 g E, 4 g F, 21 g KH

1 Chia-Samen mahlen und mit Mehl, Backpulver, Salz und Zimt in einer Schüssel mischen. Vanille, 3 EL Ahornsirup und Mandeldrink zufügen und gut mixen, bis ein gleichmäßiger, dickflüssiger Teig entsteht. Den Teig ca. 10 Min. ruhen lassen, damit die Chia-Samen quellen können. Nicht viel länger quellen lassen, weil der Teig sonst zu dickflüssig wird.

2 In der Zwischenzeit die Birne waschen, vierteln, das Kerngehäuse entfernen und die Viertel quer in Scheibchen schneiden.

3 In einer großen Pfanne 1 EL Öl erhitzen, mit zwei Esslöffeln 2 – 3 Teighäufchen (à ca. 30 g) hineinsetzen. Einige Birnenstücke auf den Pancakes verteilen. Bei mittlerer Hitze backen, bis auf der Oberfläche der Pfannkuchen Blasen erscheinen. Dann die Pfannkuchen wenden und noch einmal 5 – 8 Min. backen. So fortfahren, bis der Teig aufgebraucht ist.

4 Pancakes vor dem Servieren mit dem restlichen Ahornsirup nach Belieben beträufeln.

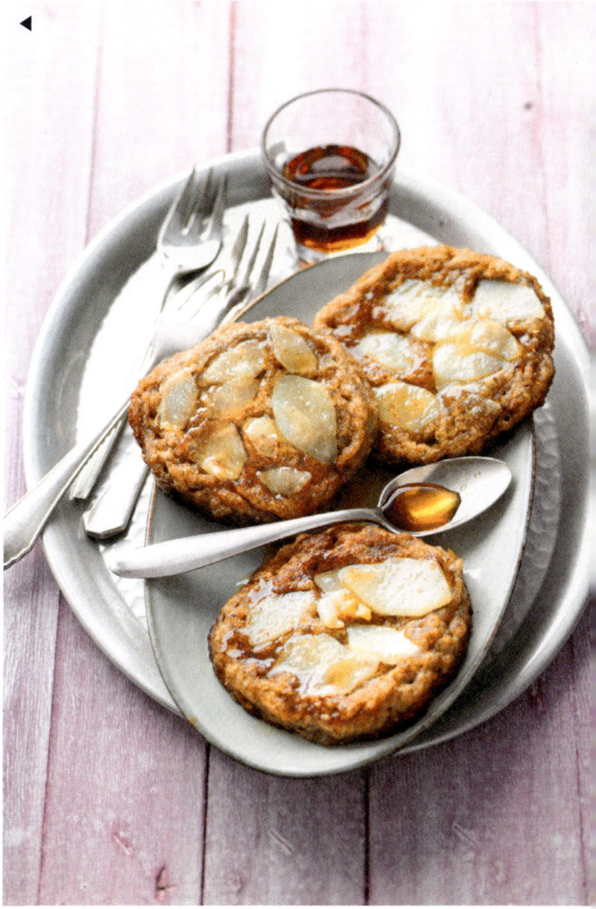

Was dazu schmeckt

Zu den Pancakes passen Bananenscheiben, die Brombeermarmelade von Seite 61 oder eine Heidelbeersauce, die schnell zuzubereiten ist: Einfach 150 Gramm TK-Heidelbeeren mit zwei Esslöffel Ahornsirup in einem Topf erhitzen, bis sie heiß sind, und fertig ist eine fruchtige Sauce.

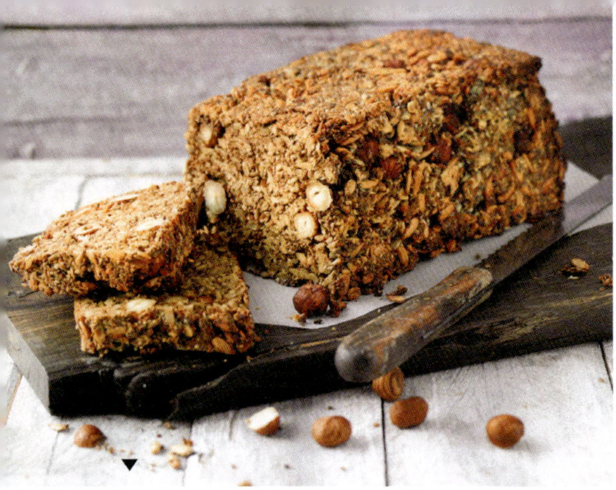

Vegan, glutenfrei

HASELNUSS-CHIA-BROT

30 g Leinsamen | 100 g Haselnusskerne | 150 g Sonnenblumenkerne | 150 g kernige Haferflocken | 50 g Chia-Samen | 50 g Flohsamenschalen | 1 EL Meersalz | 1 EL Trockensauerteig | 50 g Kokosöl | 1 EL Ahornsirup

Für 1 kleine Kastenform (ca. 20 × 11 × 8 cm) | 20 Min. Zubereitung | mind. 8 Std. Ruhen | 1 Std. Backen

Pro Scheibe ca. 140 kcal, 4 g E, 10 g F, 7 g KH

1 Leinsamen in einer Kaffeemühle oder einem Blender schroten. Zusammen mit allen anderen Zutaten außer dem Kokosöl und dem Ahornsirup in eine Schüssel geben und vermischen.

2 Kokosöl erhitzen, bis es flüssig wird. Sirup und Öl mit ca. 350 ml Wasser verrühren, über die trockene Mischung gießen und gut vermengen. Dann den Teig in eine mit Backpapier ausgelegte Brotbackform geben und abgedeckt mehrere Stunden in den Kühlschrank stellen, am besten über Nacht.

3 Backofen auf 175° vorheizen und das Brot ca. 20 Min. in der Form backen. Dann aus der Form lösen und umgedreht in ca. 40 Min. fertig backen. Wenn das Brot beim Daraufklopfen leicht hohl klingt, ist es fertig. Den Laib vor dem Anschneiden auskühlen lassen.

Superfood-Brot

Dieses Brot kommt ohne Getreidemehl aus, ist also glutenfrei. Brote nach Rezepten wie diesem sind als »Superfood-Brot« oder »Life Changing Bread« bekannt geworden. Besonders gut schmecken sie getoastet mit Avocadoscheiben. Die Flohsamenschalen darin haben ein ähnlich hohes Quellvermögen wie Chia-Samen, aber einen höheren Anteil an Ballaststoffen. Chia-Samen dagegen enthalten mehr gesunde Fette.

INFO

DER BLENDER

Mit einem Blender können Sie Nüsse und Samen mahlen, Pestos oder Cremes zubereiten und auch Smoothies mixen. Im englischsprachigen Raum werden alle Hochleistungsmixer als Blender bezeichnet. Bei uns sind damit kleinere und preisgünstigere Geräte gemeint, die auch ideal für unterwegs sind.

Vegan

DINKEL-BRÖTCHEN MIT SESAM

500 g Dinkelvollkornmehl | 10 g frische Hefe (1/4 Hefewürfel) | 2 TL Salz | 50 g Chia-Samen | 2 EL Sesam

Für 10 Brötchen (à 80 g) | 20 Min. Zubereitung | ca. 2,5 Std. Ruhen | 18 Min. Backen
Pro Stück ca. 210 kcal, 9 g E, 4 g F, 32 g KH

1 Für den Vorteig 250 g Mehl mit 250 ml lauwarmem Wasser und der Hefe in einer Knetschüssel zu einem cremigen Teig verrühren. Zudecken und an einem warmen Ort ca. 10 Min. gehen lassen.

2 Salz in 3 EL (50 ml) lauwarmem Wasser auflösen und beiseitestellen. Restliches Mehl und 100 ml lauwarmes Wasser zum Vorteig geben und ca. 10 Min. mit der Hand oder mit den Knethaken eines Rührgerätes auf kleiner Stufe kneten. Chia-Samen und Salzwasser zugeben und weiterkneten, bis sich alles gut verbunden hat. Den Teig zugedeckt mindestens 1 Std. an einem warmen Ort gehen lassen, bis sich das Volumen verdoppelt hat.

3 Teig in zehn Stücke teilen und diese vorsichtig zu Brötchen formen. Brötchen auf ein mit Backpapier ausgelegtes Backblech legen, mit einem Tuch zudecken und noch einmal mindestens 1 Std. an einem warmen Ort gehen lassen, bis sich das Volumen wieder verdoppelt hat.

4 Backofen auf 220° vorheizen. Die Oberseiten der Brötchen mit etwas Wasser bestreichen, mit Sesam bestreuen und einschneiden. Die Brötchen kurz ruhen lassen, dann auf mittlerer Schiene in 16 – 18 Min. goldbraun backen.

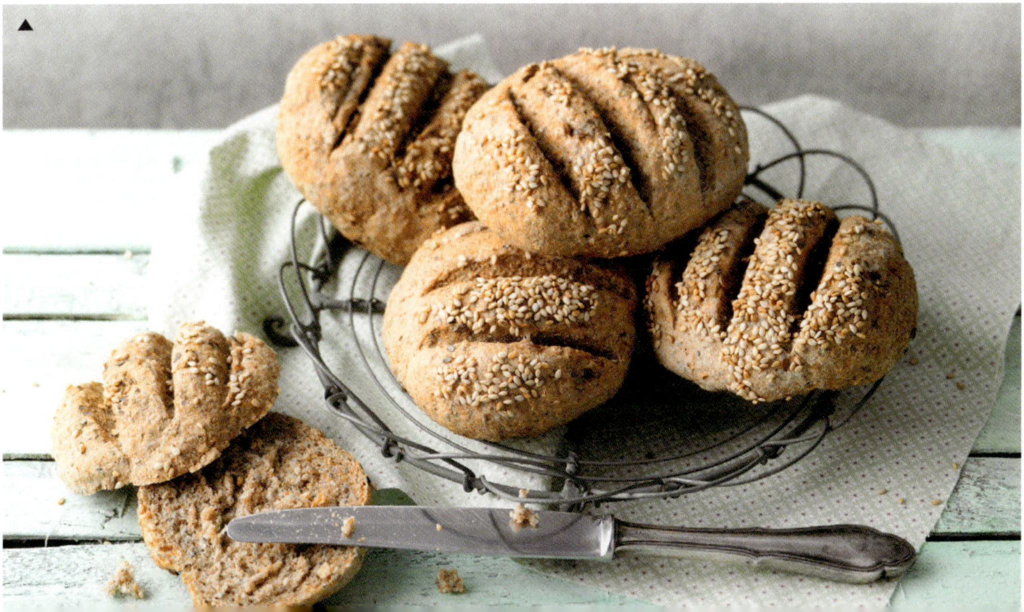

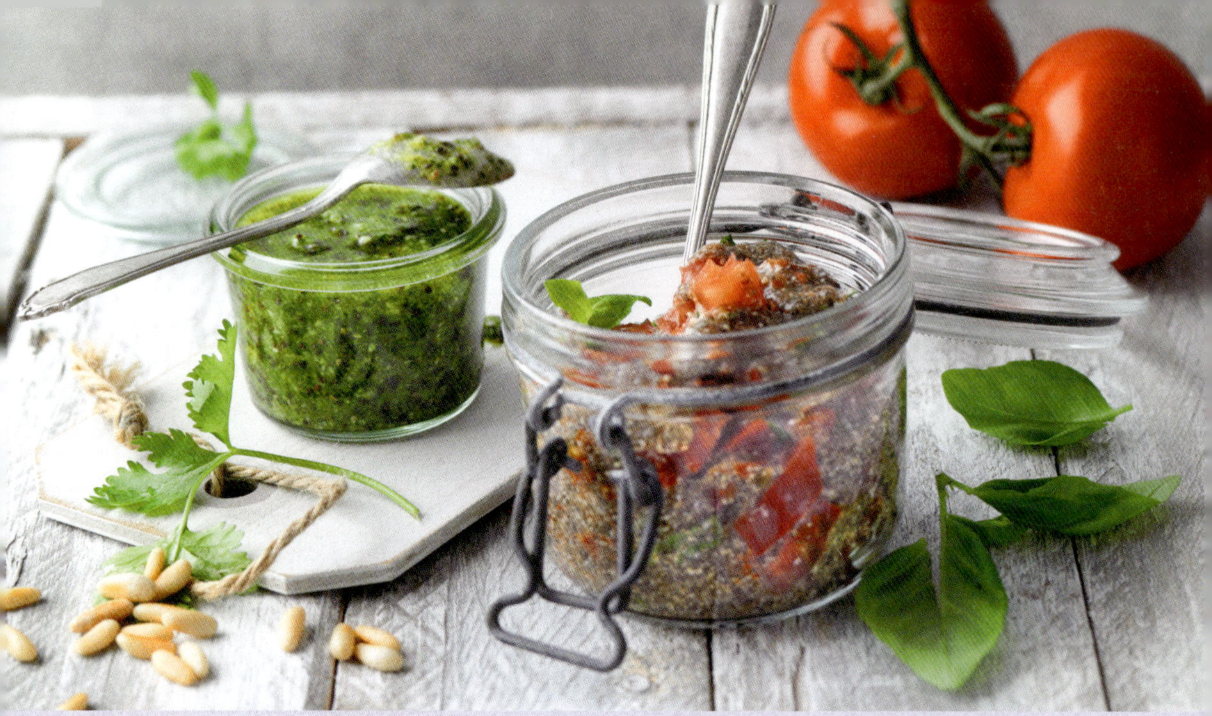

SNACKS UND DIPS MIT CHIA

Gegen das kleine Nachmittagstief oder für die Knabberlust am Abend – die Snack-Ideen dieses Kapitels sind gesunde und leckere Retter in der Not. Denn Nussriegel, Sesamcracker und Co. schmecken so gut, dass Gelüste nach Süßigkeiten und Knabberzeug damit vollkommen gestillt werden. Die Chia-Samen darin machen lange satt und zusammen mit weiteren hochwertigen Zutaten wie Nüssen, Kokosraspeln, Kakao-Nibs und Sesam verleihen sie uns Energie, ohne den Blutzuckerspiegel in die Höhe zu treiben. Die zwei Dips, die ich Ihnen vorstelle, sind echte Allrounder, um trockene Snacks aufzupeppen, können aber auch als Basis für eine Sauce dienen.

Alle Snacks können Sie gut vorbereiten: Sie halten sich im Kühlschrank oder luftdicht verschlossen etwa zwei Wochen. Bei Bedarf einfach zugreifen und genießen.

Vegan, glutenfrei

NUSSRIEGEL

200 g weiche Datteln | 1 TL Zimtpulver | 50 g Chia-Samen | 75 g Cashewkerne | 75 g Haselnusskerne | 100 g Haferflocken | 50 g Sonnenblumenkerne | 50 g Erdnussmus

Für 16 Riegel | 20 Min. Zubereitung | ca. 40 Min. Backen
Pro Stück ca. 170 kcal, 5 g E, 9 g F, 14 g KH

1 Backofen auf 180° vorheizen. Die Datteln in 200 ml Wasser in 5 Min. weich kochen, mit dem Kochwasser und Zimt im Mixer oder mit einem Pürierstab cremig pürieren. Chia-Samen untermischen. Die Masse ca. 10 Min. quellen lassen.

2 Cashew- und Haselnusskerne grob hacken, mit Haferflocken und Sonnenblumenkernen mischen. Erdnussmus darübergeben. Die Dattelmischung auch dazugeben. Kräftig verrühren, bis die Masse gut durchmischt und klebrig ist.

3 Ein Backblech mit Backpapier auslegen, die Nussmischung ca. 1 cm hoch darauf verteilen und festdrücken. Die Oberfläche soll glatt sein.

4 Die Mischung in 30 – 40 Min. im Ofen goldbraun backen. Nach ca. 20 Min. herausnehmen, mit einem Messer in Riegel schneiden und dann fertig backen. Auskühlen lassen.

Müsli to go

Diese Nussriegel sind ein gesunder Snack für zwischendurch und können auch als Frühstück auf dem Weg ins Büro herhalten, wenn die Zeit morgens mal knapp ist. Noch ein bisschen mehr zur Süßigkeit wird der Riegel, wenn Sie die Oberfläche der Nussmischung vor dem Backen mit einem Esslöffel Rohrohrzucker bestreuen – so bekommen die Riegel eine knusprige, karamellisierte Oberfläche.

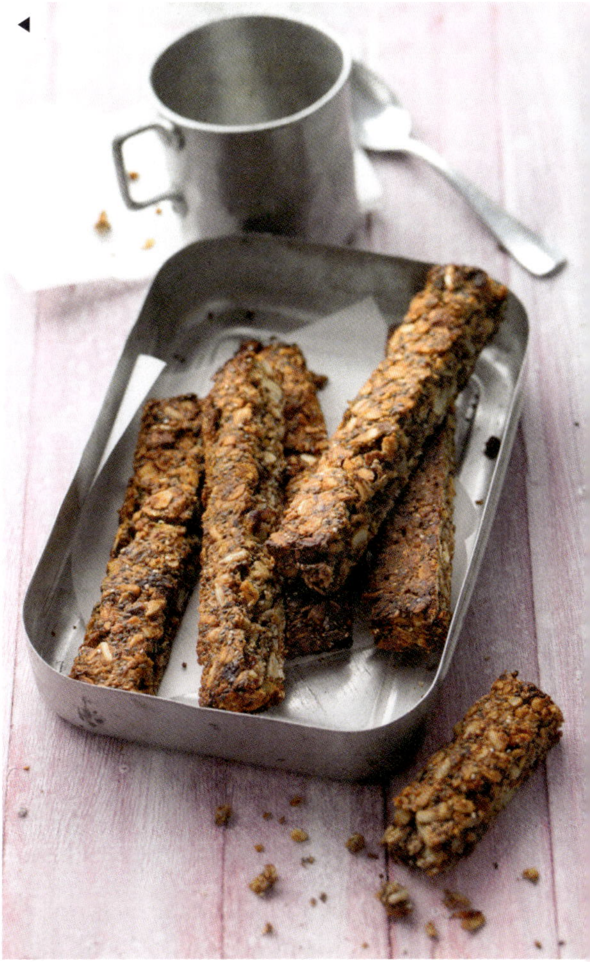

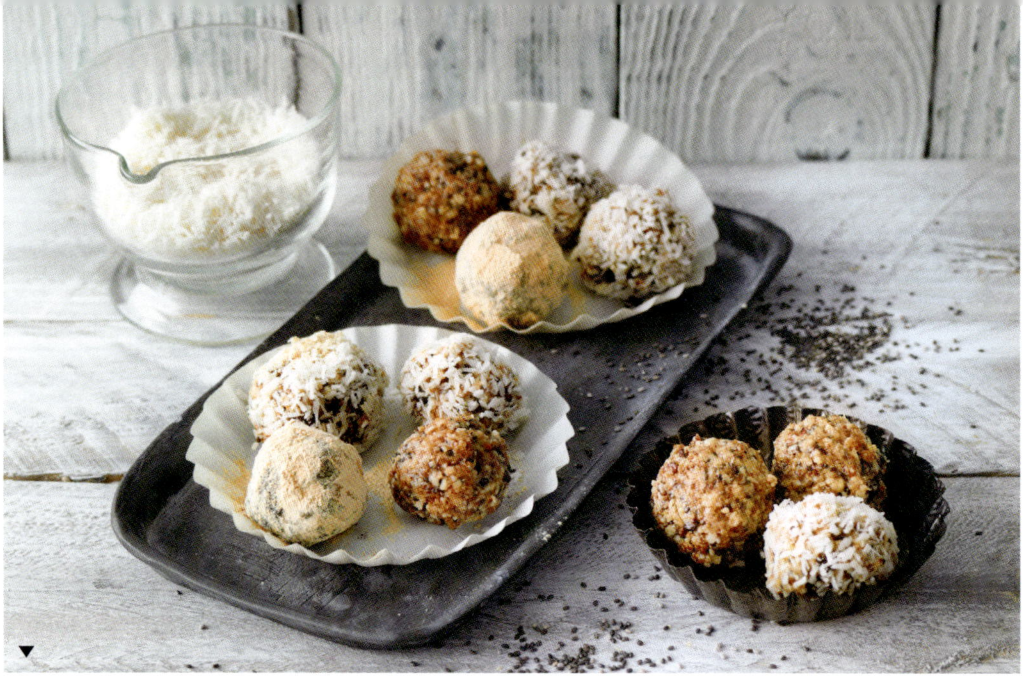

Vegan, glutenfrei

APRIKOSEN-ENERGY-BALLS

125 g Mandeln | ½ Bio-Zitrone | 1 EL Kokosöl | 100 g getrocknete weiche Aprikosen | 1 EL Kakao-Nibs | 1 EL Chia-Samen | 1 EL Mandelmus | 1 EL Kokosraspel | 1 EL Maca-Pulver

Für 25 Stück | 30 Min. Zubereitung | 3 – 4 Std. Kühlen
Pro Stück ca. 55 kcal, 2 g E, 4 g F, 3 g KH

1 Die Mandeln im Blitzhacker zu Mehl zerkleinern. Zitrone heiß waschen, abtrocknen, etwa die Hälfte der Schale abreiben und auspressen.

2 Kokosöl erhitzen, bis es flüssig wird, mit 1 EL Zitronensaft, Zitronenabrieb, Aprikosen, Kakao-Nibs, Chia-Samen und Mandelmus zu den Mandeln geben und im Blitzhacker zu einem klebrigen Teig verarbeiten.

3 Aus dem Teig etwa 25 Kugeln in Pralinengröße formen. Ein Drittel der Kugel in Maca-Pulver wälzen, ein weiteres Drittel in den Kokosraspeln, die restlichen Kugeln bleiben ohne Umhüllung. Die Kugeln vor dem Verzehr im Kühlschrank in 3 – 4 Std. fest werden lassen.

Soft-Aprikosen

Verwenden Sie für diese Energy Balls wirklich weiche, getrocknete Aprikosen. Sie sind als Soft-Aprikosen im Handel erhältlich und auch in Bioqualität zu bekommen. Statt Aprikosen können Sie für den energiereichen Snack auch weiche Datteln verwenden.

Vegan, glutenfrei

SESAM-CHIA-CRACKER

60 g Chia-Samen | 60 g Leinsamen | 40 g Sonnenblumenkerne | 40 g geschälter Sesam | Salz | Pfeffer | Kreuzkümmel | Chili | Currypulver

Für 20 Stück | 15 Min. Zubereitung | 45 Min. Backen
Pro Stück ca. 45 kcal, 2 g E, 4 g F, 1 g KH

1 Den Backofen auf 150° (Umluft) vorheizen.
2 Die Chia-Samen in 50 – 100 ml Wasser ca. 10 Min. aufquellen lassen. Dieses Chia-Gel mit den anderen Samen und Kernen mischen und alles kräftig würzen.

INFO

SESAM

Sesamsamen sind wie Leinsamen glutenfrei und eine wichtige Quelle für Lignane, eine Art pflanzliche Hormone, die gegen Entzündungen wirken. Dazu kommen noch viele B-Vitamine und Mineralstoffe.
Der nussige Geschmack des Sesams harmoniert sowohl mit pikanten als auch süßen Gerichten. Achten Sie beim Einkauf auf geschälte Samen. Sie schmecken nicht so bitter und sind weicher als ungeschälte.

3 Die Masse auf einem mit Backpapier belegten Blech gleichmäßig verteilen und glatt streichen. Ca. 30 Min. backen, dann das Blech kurz aus dem Ofen nehmen und die Masse in Cracker schneiden. Die Cracker auf dem Blech wenden und weitere 10 – 15 Min. backen. In einem luftdichten Behälter halten sich die Cracker problemlos ein paar Wochen lang.

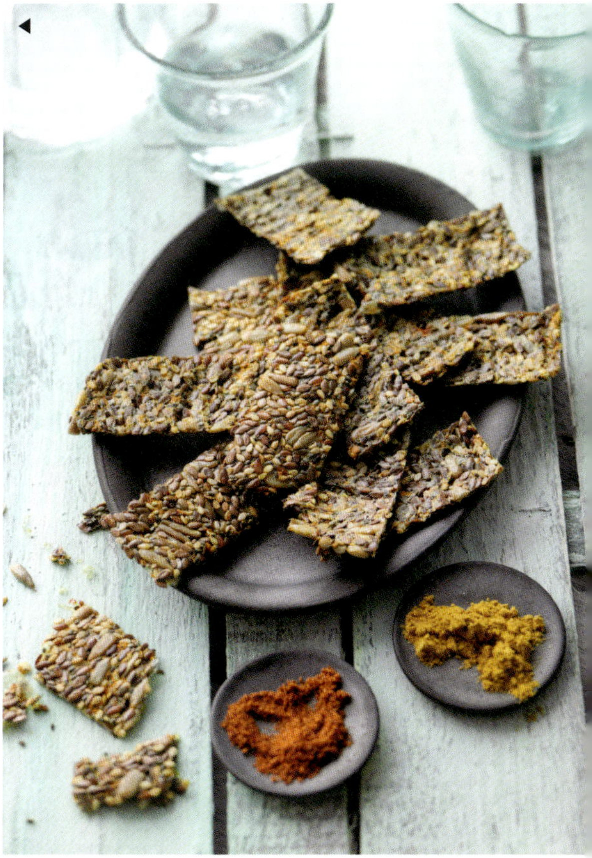

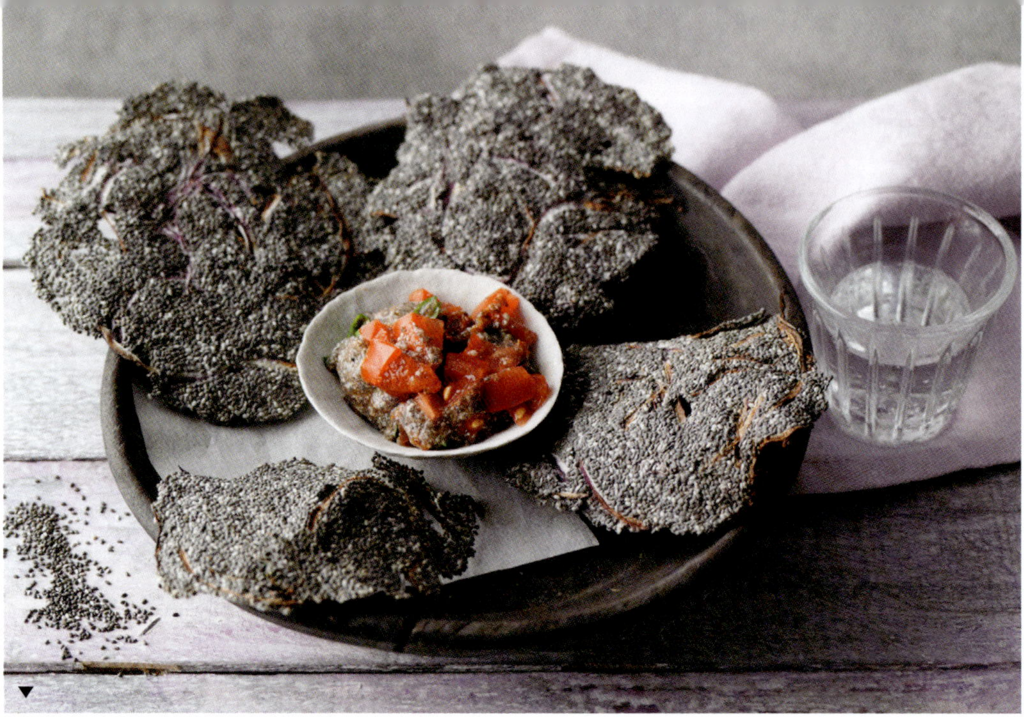

Vegan, glutenfrei

PAPADAMS MIT CHIA

½ rote Zwiebel | 1 Knoblauchzehe | 1 Stück Ingwer (2 cm lang) | 60 g Chia-Samen | 1 EL Kreuzkümmel | Salz | Pfeffer

Für ca. 10 Stück | 10 Min. Zubereitung | 20 Min. Quellen | 40 Min. Backen
Pro Stück ca. 30 kcal, 1 g E, 2 g F, 1 g KH

1 Zwiebel schälen und längs in feine Streifen schneiden, Knoblauch und Ingwer schälen und klein hacken.

2 Alles zusammen mit den Chia-Samen und dem Kreuzkümmel in 120 ml Wasser einrühren. Mit Salz und Pfeffer abschmecken. Dann ca. 20 Min. quellen lassen.

3 Den Backofen auf 175° vorheizen. Ein Backblech mit Backpapier auslegen. Darauf die Masse in ca. 2 mm dünne Fladen verstreichen. Ca. 20 Min. backen, dann vorsichtig mit einem Teigschaber wenden und in weiteren 20 Min. fertig backen. Die noch warmen Papadams am besten zu Currys oder zu Dips servieren.

Indienklassiker

Aus der indischen Küche sind Papadams, knusprige dünne Fladen aus Linsenmehl, nicht wegzudenken. Diese Variante ist eine wohl noch gesündere Variante des Originals.

Vegan, roh

TOMATEN-CHIA-SALSA

1 EL Chia-Samen | 50 g getrocknete Tomaten in Öl | ½ frische Chilischote (ersatzweise ½ Peperonischote) | 2 Tomaten | ½ Bund Basilikum | Salz | Pfeffer | Kreuzkümmel

Für 2 Personen | 10 Min. Zubereitung | 10 Min. Quellen
Pro Portion ca. 150 kcal, 2 g E, 14 g F, 4 g KH

1 Chia-Samen mahlen und mit 100 ml Wasser gut verrühren. Getrocknete Tomaten und Chilischote klein schneiden, zu den Chia-Samen geben und alles ca. 10 Min. quellen lassen.

2 In der Zwischenzeit die Tomaten waschen und würfeln, Basilikum in feine Streifen schneiden. Beides unter das Chia-Gel mischen und mit Salz, Pfeffer und Kreuzkümmel abschmecken.

▸ **siehe Foto Seite 68 rechts**

Schnelle Salsa-Nudeln

Diese Salsa passt zu Avocado oder in einen einfachen Nudelsalat: Für zwei Personen 250 Gramm Reisnudeln nach Packungsanweisung kochen und mit der Salsa mischen. Vor dem Servieren mit je einem Esslöffel Zitronensaft und Öl (von den eingelegten Tomaten) abschmecken und mit einem Esslöffel gehackten Erdnusskernen bestreuen.

Vegetarisch

KORIANDER-CHIA-PESTO

100 g Koriandergrün | 1½ Zitronen | 60 g Pecorino | Salz | Pfeffer | 100 ml Olivenöl | 50 g Pinienkerne | 1 EL Chia-Samen

Für 2 kleine Gläser (à 150 ml) | 10 Min. Zubereitung
Pro Glas ca. 820 kcal, 12 g E, 76 g F, 8 g KH

1 Koriander waschen, trocken schütteln und die Blättchen abzupfen. Zitronen auspressen. Pecorino reiben.

2 Zuerst den Koriander mit Zitronensaft, Salz, Pfeffer und Öl im Mixer fein pürieren, dann Käse, Pinienkerne und Chia-Samen zugeben und noch einmal pürieren.

3 Das Pesto in saubere Gläser mit Schraubverschluss abfüllen. Im Kühlschrank hält es sich ca. zwei Wochen.

▸ **siehe Foto Seite 68 links**

Varianten

Dieses Pesto schmeckt auch sehr gut mit Petersilie, Basilikum, Estragon oder Rucola. Pestos eignen sich als cremige Sauce für Nudeln, Reis- oder Gemüsegerichte, als würzige Zutat in Salatdressings oder auch als Dip für rohe Gemüsesticks oder Cracker.

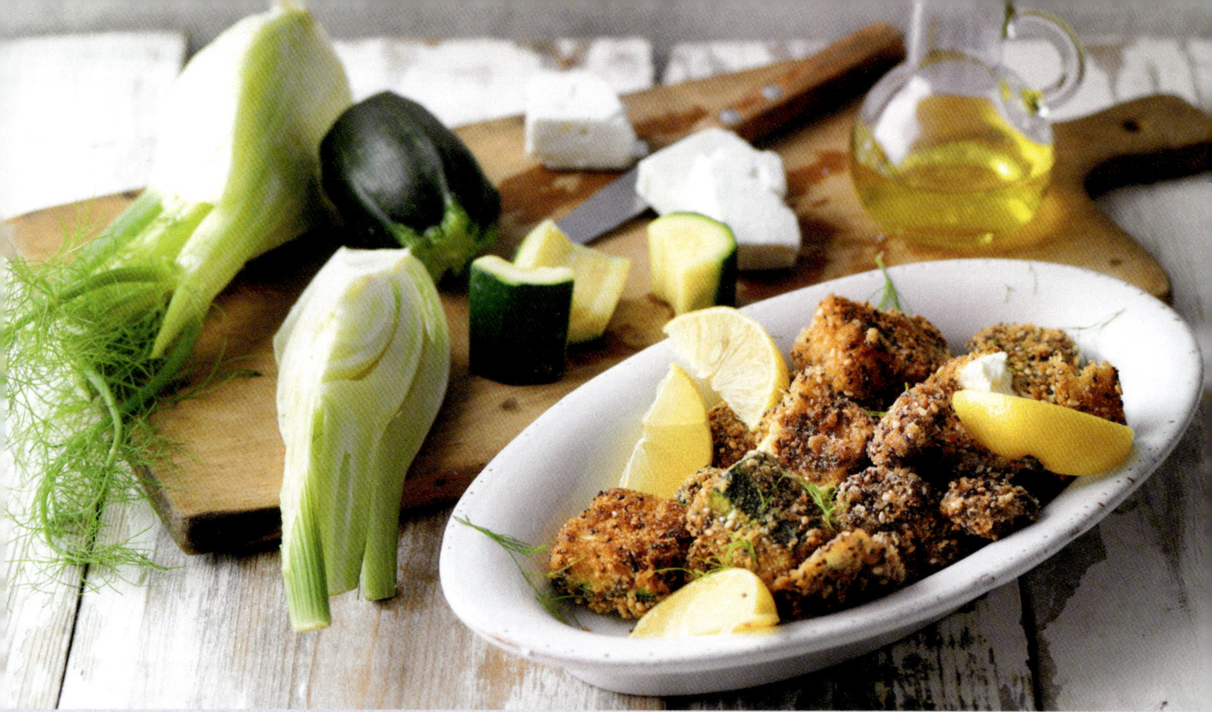

HAUPTGERICHTE MIT CHIA

Ob Salatsauce, Chili oder Gemüsepanade – die wunderbaren Chia-Samen geben den unterschiedlichsten Speisen einen ganz speziellen Kick. Die Rezepte in diesem Kapitel zeigen noch einmal, wie unglaublich vielseitig Chia-Samen sind: Gequollen machen sie Saucen, Suppen und Currys sämig, Bratlingteigen verhelfen sie zu einer festen und gleichzeitig saftigen Konsistenz, geröstet sind sie ein knuspriges Topping oder sorgen in einer Panade für den richtigen Crunch. Wie alle Rezepte in diesem Buch sind auch meine Vorschläge für Hauptspeisen mit Chia-Samen vegetarisch oder vegan. Zu diesen pflanzenorientierten und natürlichen Ernährungsweisen passen gesunde Superfoods wie Chia einfach hervorragend. Doch natürlich können Sie sich je nach Lust und Laune zu den Gerichten auch ein Stück Fleisch oder Fisch braten.

Vegan

AVOCADO-GRAPEFRUIT-SALAT MIT CHIA-DRESSING

1 Avocado (groß) | 2 Pink Grapefruits | 1 rote Zwiebel | 1 Bund Koriandergrün | 2 EL geröstete, gesalzene Erdnusskerne
Für das Dressing: 3 TL Chia-Samen | 3 EL Zitronensaft | 3 EL Öl | ½ TL Ras el Hanout (ersatzweise eine andere exotische Gewürzmischung wie Garam Masala oder Dukkah) | 1 EL Chilisauce | 2 TL Ahornsirup | Salz | Pfeffer

Für 2 Personen | 30 Min. Zubereitung
Pro Portion ca. 700 kcal, 9 g E, 57 g F, 30 g KH

1 Chia in ca. 4 EL Wasser quellen lassen.

2 In der Zwischenzeit die Avocado schälen, halbieren und den Kern entfernen. Die Hälften in dünne Scheiben schneiden. Die Grapefruits schälen und dabei mit einem Messer auch die innere weiße Haut entfernen. Das Fruchtfleisch in dünne Scheiben schneiden. Die Zwiebel schälen und in Ringe schneiden. Koriander waschen, trocken schütteln und grob hacken. Erdnüsse ebenfalls hacken.

3 Alle Dressingzutaten außer Salz und Pfeffer mit den gequollenen Chia-Samen verquirlen – am besten mit einem Schneebesen. Dann mit Salz und Pfeffer abschmecken.

4 Die Avocados mit Grapefruitscheiben und Zwiebeln auf zwei Tellern anrichten, das Dressing darüber verteilen und mit Koriander und Erdnüssen garnieren.

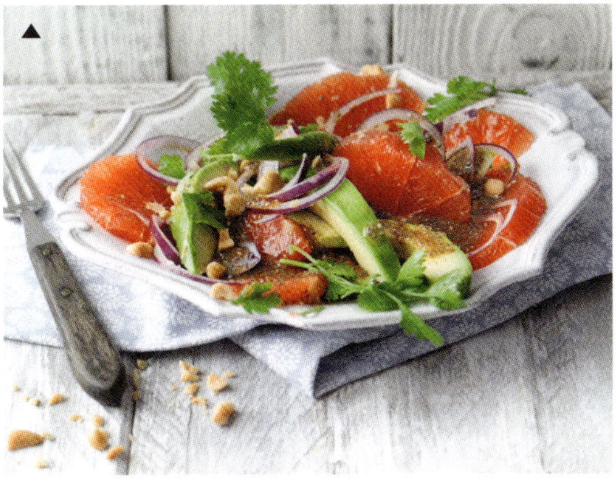

▲

MEIN PERSÖNLICHER TIPP

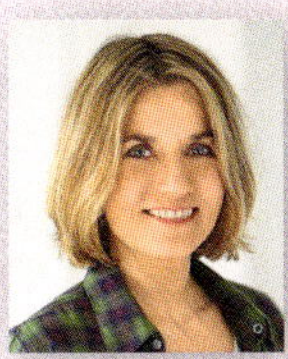

SAUBERES GESCHIRR

Einzelne gequollene Chia-Samen können an Schüsseln, Gläsern oder Besteck so festtrocknen, dass man sie schwer wieder abbekommt. Sogar die Spülmaschine schafft das manchmal nicht. Deshalb weiche ich dieses Geschirr nach Gebrauch sofort ein oder wasche es gleich ganz ab. Auch wenn Sie Ihr Geschirr in der Spülmaschine reinigen, vorher immer unter fließendem Wasser abspülen. Sonst könnten Chia-Reste mit der Zeit die Siebe der Maschine verstopfen.

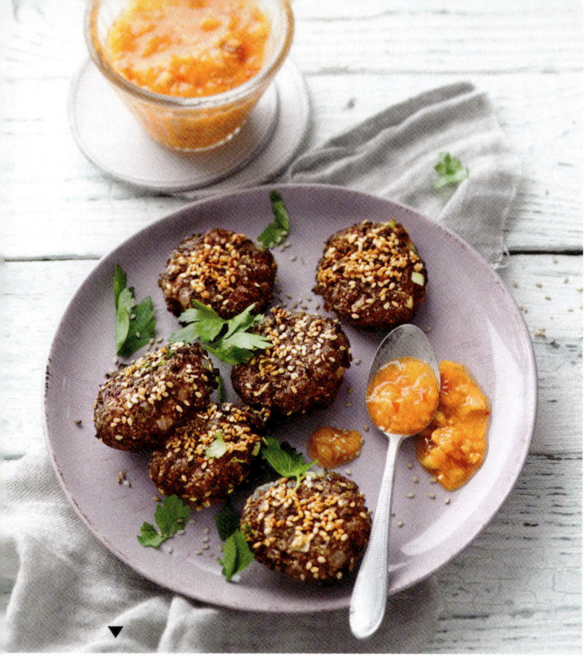

Vegan

LINSEN-FRITTER MIT APRIKOSEN-SALSA

200 g Puy-Linsen | 2 Knoblauchzehen | 2 mittelgroße Zwiebeln | 4 EL Öl | Salz | Pfeffer | 1 Bund Petersilie | 80 g Chia-Samen | 3 EL Sesam

Für die Salsa: 200 g frische Aprikosen (ersatzweise 150 g TK-Aprikosen) | 2 EL Chilisauce | 1 EL Zitronensaft | 2 EL geröstete, gesalzene Erdnusskerne | Salz

Für 24 Stück | 50 Min. Zubereitung | ca. 30 Min. Quellen
Pro Stück ca. 80 kcal, 3 g E, 3 g F, 9 g KH

1 Linsen nach Packungsanweisung einweichen und quellen lassen. Dann abgießen und kalt spülen. 1 l Wasser aufkochen lassen und die Linsen darin in 30 – 40 Min. garen.

2 In der Zwischenzeit Knoblauchzehen und Zwiebeln schälen und in Würfel schneiden. Beides zusammen in 2 EL Öl in einer Pfanne 3 – 4 Min. dünsten und mit Salz und Pfeffer kräftig würzen. Petersilie waschen, trocken schütteln, klein hacken und mit in die Pfanne geben, die Pfanne dann beiseitestellen.

3 Chia-Samen fein mahlen. Linsen abgießen und gut abtropfen lassen. Etwa die Hälfte der Linsen grob pürieren. Chia-Samen, Knoblauch, Zwiebeln, Petersilie und restliche Linsen unterrühren und abschmecken. Mit feuchten Händen kleine Frikadellen formen, in Sesam wälzen und diesen leicht andrücken.

4 Aprikosen waschen und den Kern entfernen. Zusammen mit den anderen Salsazutaten außer den Erdnüssen im Blitzhacker pürieren. Erdnüsse klein hacken und untermischen. Eventuell noch mit Salz abschmecken.

5 Linsen-Fritter in einer beschichteten Pfanne mit dem restlichen Öl bei mittlerer Hitze ca. 8 Min. von beiden Seiten knusprig braten. Heiß mit der Salsa servieren. Dazu passt ein frischer grüner Salat.

Auf Vorrat kochen

Frieren Sie die Hälfte der Linsen-Fritter vor dem Braten ein. Bei Bedarf einfach aus dem Gefrierfach nehmen, noch gefroren in die Pfanne geben und ausbacken.

Vegan

QUINOA-BÄLLCHEN

250 g Quinoa | 2 Zwiebeln | 2 Knoblauchzehen | 6 EL Öl | Salz | 1 Bund Petersilie | 80 g Chia-Samen | Pfeffer | Paprikapulver

Für ca. 24 Bällchen | 35 Min. Zubereitung | 10 Min. Quellen
Pro Stück ca. 70 kcal, 2 g E, 3 g F, 7 g KH

1 Quinoa in kaltem Wasser einweichen, dann waschen und abtropfen lassen. Quinoa mit 500 ml Wasser bei mittlerer Hitze 15 – 17 Min. kochen, bis die Quinoa bissfest ist und kein Wasser mehr übrig ist. Falls doch noch Flüssigkeit im Topf ist, diese bei großer Hitze einkochen lassen. Topf vom Herd nehmen und Quinoa noch etwas ausdampfen lassen.

2 Zwiebeln schälen und würfeln, Knoblauch schälen und klein hacken. Zusammen in 2 EL Öl mit einer Prise Salz ca. 3 Min. dünsten. Petersilie waschen, trocken schütteln, klein hacken und in die heiße Zwiebelmischung geben.

3 Chia-Samen fein mahlen. Zusammen mit der Quinoa, der Zwiebelmischung und 2 EL Öl verkneten. Die Masse mit Salz, Pfeffer und Paprikapulver abschmecken und mindestens 10 Min. quellen lassen.

4 Mit feuchten Händen 24 Bällchen aus der Masse formen, diese im restlichen Öl von beiden Seiten je ca. 4 Min. braten und servieren.

Das passt dazu

Als Gemüsebeilage für zwei Personen
500 Gramm frischen Spinat waschen und putzen. Spinat in einer großen Pfanne mit einem Schuss Öl und einer Prise Salz bei höchster Hitze etwa drei Minuten braten. Dabei in den ersten zwei Minuten einen Deckel auflegen. Spinat heiß zu den Quinoa-Bällchen servieren.
Die Bällchen können Sie auch roh einfrieren, bei Bedarf gefroren in die Pfanne geben und bei schwacher Hitze knusprig braten.

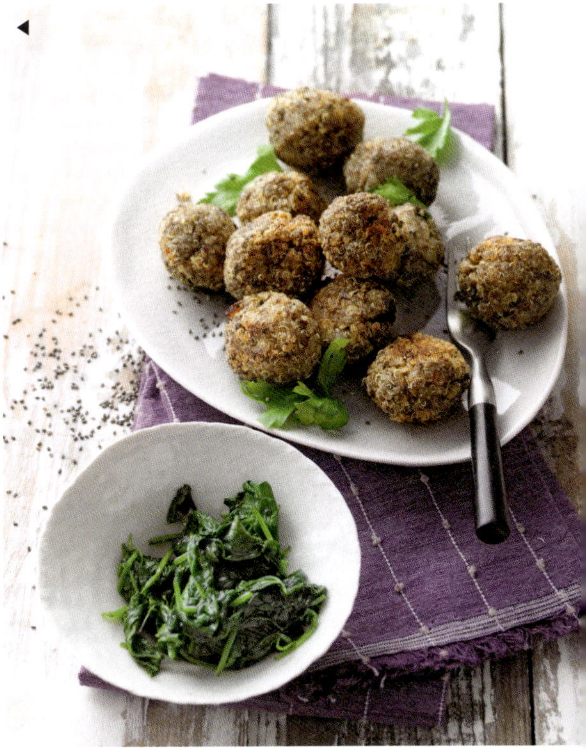

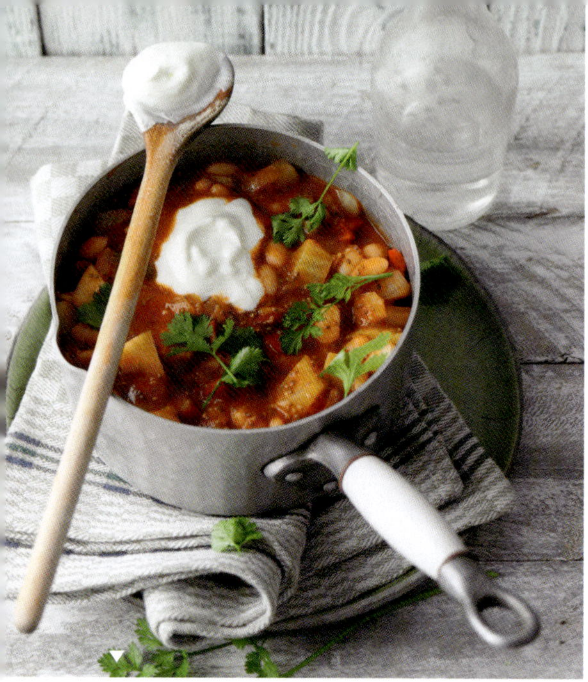

Vegetarisch

BOHNEN-FENCHEL-CHILI MIT KORIANDER

1 Zwiebel | 1 Knoblauchzehe | 1 rote Paprika (ersatzweise 1 gelbe Paprika) | ½ Fenchel | 1 EL Öl | 1 TL Chiligewürz | 1 Pack. passierte Tomaten (200 g) | 600 ml Gemüsebrühe | 2 EL Chia-Samen | 1 Glas gekochte weiße Bohnen (200 g Abtropfgewicht) | 1 Limette | ½ Bund Koriandergrün | Salz | Pfeffer | 2 TL Crème fraîche

Für 2 Personen | 25 Min. Zubereitung
Pro Portion ca. 270 kcal, 11 g E, 11 g F, 23 g KH

1 Zwiebel und Knoblauch schälen, Gemüse putzen und alles würfeln. Zwiebel und Knoblauch mit dem Öl in einem Topf ca. 2 Min. anschwitzen, dann das Gemüse und das Chiligewürz zugeben und umrühren. Mit den passierten Tomaten und der Brühe aufgießen, Chia-Samen unterrühren und in ca. 15 Min. gar kochen.

2 In der Zwischenzeit die Bohnen in ein Sieb geben und abtropfen lassen. Die Limette halbieren und auspressen. Koriander waschen, trocken schütteln und klein hacken.

3 Bohnen unter das Chili mischen und noch ca. 2 Min. mitkochen lassen. Das Chili mit Limettensaft, Salz und Pfeffer abschmecken. Auf zwei Teller verteilen, in die Mitte jeweils 1 TL Crème fraîche geben und mit Koriander garnieren.

Vegane Varianten

Vollständig vegan ist dieses Gericht, wenn Sie die Crème fraîche einfach weglassen oder eine vegane Variante zubereiten: Für 350 Gramm vegane Crème fraîche 100 Gramm Cashewkerne mindestens zwölf Stunden in Wasser einweichen. Dann abgießen, abbrausen und abtropfen lassen. Mit 175 Gramm Sojajoghurt, 100 Milliliter Brottrunk und zwei Teelöffel Salz im Blender cremig mixen.

Statt der Crème fraîche passt auch ein Kürbiskernpesto aus 50 Gramm angerösteten Kürbiskernen, Knoblauch, Pfeffer, Salz, Kürbiskern- und Sonnenblumenöl.

Vegan

KARTOFFEL-ERBSEN-CURRY MIT KOKOSMILCH

2 Zwiebeln | 1 Stück Ingwer (2 cm lang) | 400 g Kartoffeln | 200 g Möhren | 200 g Kokosmilch | 1 EL rote Currypaste | 3 Kaffirzitronenblätter (nach Belieben) | 2 EL Chia-Samen | 500 ml Gemüsebrühe | 200 g TK-Erbsen | Salz | Pfeffer | ½ Zitrone

Für 2 Personen | 30 Min. Zubereitung
Pro Portion ca. 460 kcal, 16 g E, 21 g F, 48 g KH

1 Zwiebeln und Ingwer schälen und fein würfeln. Kartoffeln schälen und grob würfeln, Möhren schälen und in Scheiben schneiden.

2 Kokosmilch und Zwiebeln bei geringer Hitze ca. 5 Min. kochen lassen, bis die Zwiebeln beginnen, sanft anzubraten. Ingwer, Currypaste, Möhren, Kartoffeln, Kaffirzitronenblätter und Chia-Samen zur Kokosmilch geben.

3 Alles ca. 1 Min. anbraten, mit der Gemüsebrühe aufgießen und umrühren. Bei geringer Hitze 15 Min. ohne Deckel köcheln lassen, bis die Kartoffeln gar und die Möhren noch leicht bissfest sind. Zwischendurch umrühren.

4 Die Erbsen zugeben und alles noch einmal ca. 3 Min. kochen lassen. Zitrone auspressen. Curry vor dem Servieren mit Salz, Pfeffer und 1 EL Zitronensaft abschmecken.

Curry to go

Nehmen Sie statt Erbsen 400 Gramm Möhren und füllen Sie das Curry, nachdem alles mit der Gemüsebrühe aufgegossen und kurz aufgekocht wurde, ganz heiß in eine heiß ausgespülte Thermoskanne. Nach ein paar Stunden sind die Möhren gar und Ihr Büro-Lunch ist servierfertig.

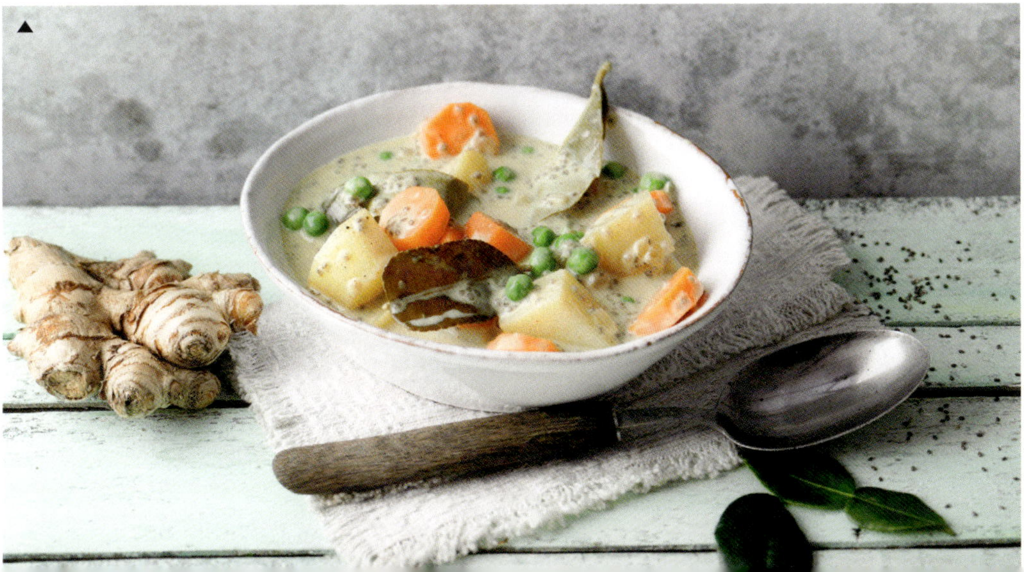

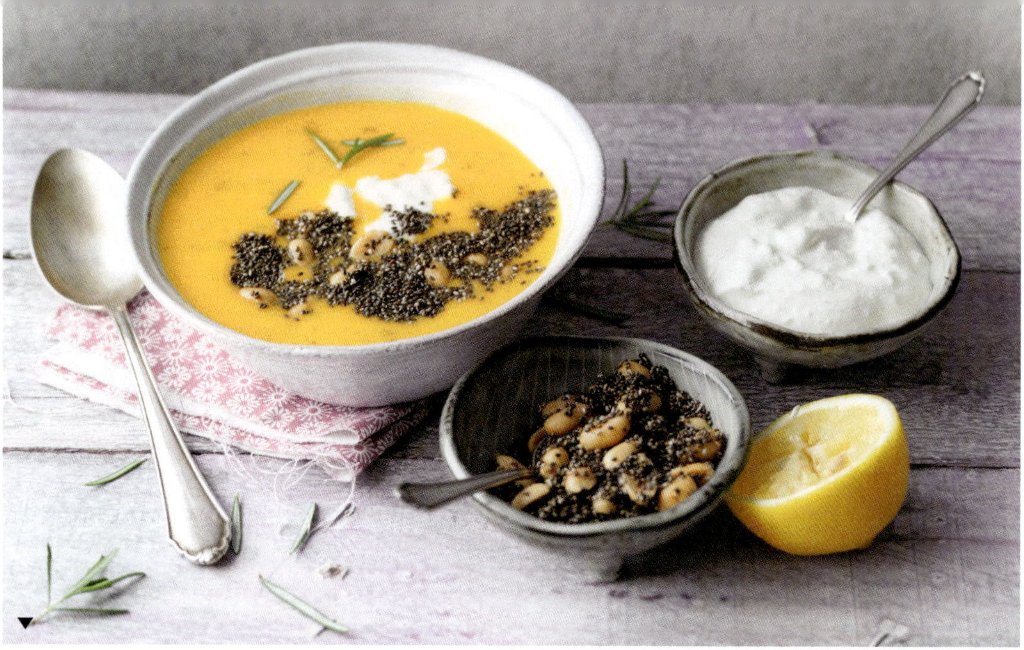

Vegetarisch

SÜSSKARTOFFEL-SUPPE MIT CHIA-ERDNUSS-TOPPING

600 g Süßkartoffeln | 3 Zwiebeln | 1 Knoblauchzehe | 2 Zweige Rosmarin | 1 EL Öl | 800 ml Gemüsebrühe | 2 EL Chia-Samen | Salz | 1 EL geröstete, gesalzene Erdnusskerne | Pfeffer | ½ Zitrone | 2 TL Sauerrahm (ersatzweise Sojasahne)

Für 2 Personen | 30 Min. Zubereitung
Pro Portion ca. 415 kcal, 8 g E, 12 g F, 63 g KH

1 Süßkartoffeln, Zwiebeln und Knoblauch schälen und in grobe Stücke schneiden. Rosmarin vom Zweig zupfen. Öl in einem Topf erhitzen, Zwiebeln, Knoblauch und Rosmarin darin anschwitzen.

2 Die Süßkartoffeln dazugeben und mit der Gemüsebrühe aufgießen. Alles bei mittlerer Hitze zugedeckt in ca. 15 Min. weich kochen.

3 In der Zwischenzeit die Chia-Samen in einer beschichteten Pfanne ohne Fett ca. 3 Min. rösten, bis sie anfangen zu knistern und zu duften. Dabei öfter umrühren, damit die Samen nicht verbrennen. Auf Küchenpapier abkühlen lassen und leicht salzen. Erdnüsse grob hacken.

4 Suppe mit dem Pürierstab oder im Mixer pürieren. Zitrone halbieren und auspressen. Suppe mit Salz, Pfeffer und 1 – 2 EL Zitronensaft abschmecken und auf zwei Teller verteilen. Mit jeweils 1 TL Sauerrahm, 1 EL gerösteten Chia-Samen und den Erdnüssen anrichten.

Vegetarisch

MEDITERRANES GEMÜSE UND FETAKÄSE MIT CHIA-PANADE

300 g mediterranes Gemüse (z. B. Auberginen, Zucchini, Fenchel) | 100 g Schafskäse (Feta) | 2 Eier | Salz | Pfeffer | Kreuzkümmel | 3 EL geschälter Sesam | 3 EL Chia-Samen | 6 EL Semmelbrösel (nach Belieben Vollkorn) | 3 EL Dinkelmehl | Paprikapulver | 100 ml Olivenöl | 1 Zitrone

Für 2 Personen | 30 Min. Zubereitung
Pro Portion ca. 785 kcal, 27 g E, 58 g F, 37 g KH

1 Das Gemüse waschen und putzen. Gemüse mit kurzen Garzeiten wie Zucchini nur in knapp 1 cm dicke Scheiben schneiden. Gemüse mit längeren Garzeiten wie Fenchel in Salzwasser bissfest vorkochen oder bissfest dämpfen.

2 Schafskäse in große Würfel schneiden. Eier verquirlen und mit Salz, Pfeffer und Kreuzkümmel würzen. Sesam und Chia-Samen mit den Bröseln in einer Schale mischen. Die Gemüse- und Käsestücke zuerst im Dinkelmehl wenden, dann durchs verquirlte Ei ziehen und zuletzt in der Bröselmischung wälzen.

3 Die Gemüsestücke in einer großen Pfanne mit Olivenöl bei mittlerer Hitze ca. 4 Min. von allen Seiten knusprig ausbacken, danach die Käsestücke bei etwas größerer Hitze ca. 2 Min. ausbacken. Auf Küchenpapier entfetten. Zitrone in Spalten schneiden und dazu servieren.

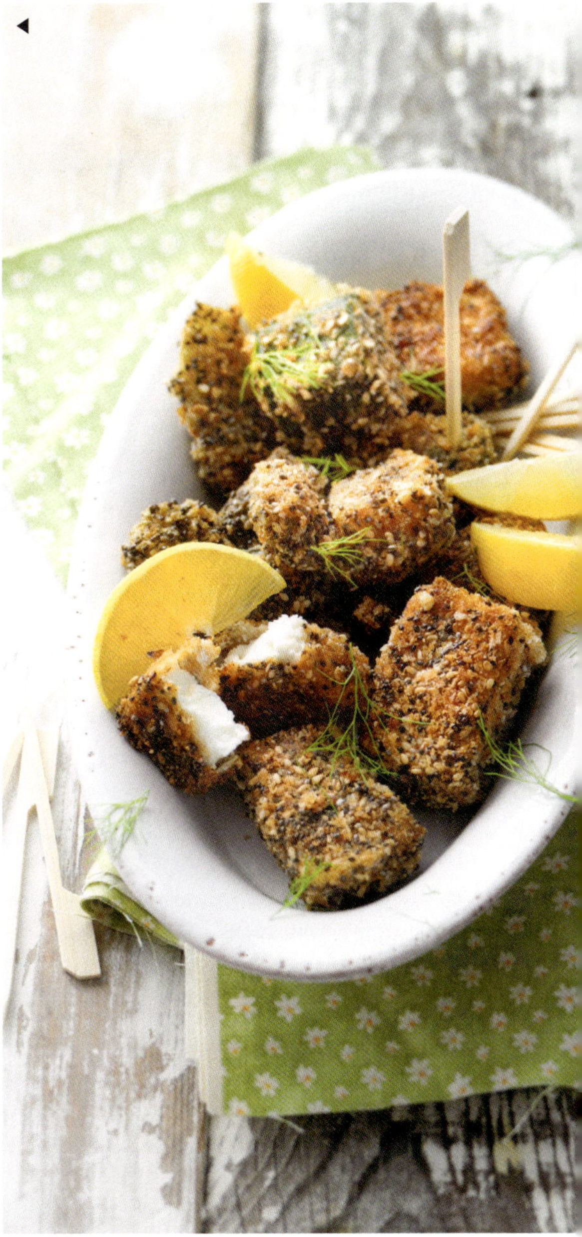

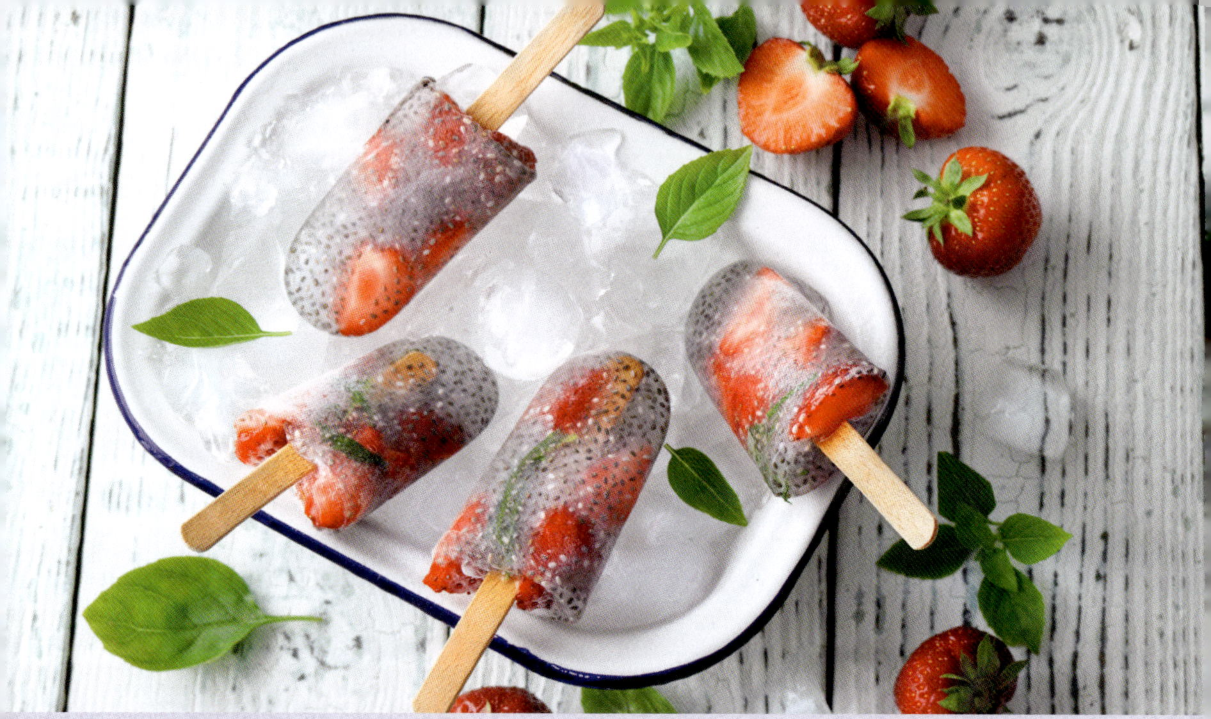

DESSERTS UND GEBÄCK MIT CHIA

Süße Gerichte sind die Königsdisziplin für Chia-Samen. Und gerade in der veganen Süßspeisenküche lässt sich mit Chia ganz ohne Eier eine angenehme – nicht zu weiche und nicht zu feste – Konsistenz der Gerichte erreichen. Wie bei allen Rezepten in diesem Buch habe ich auch bei den Süßspeisen darauf verzichtet, raffinierten, weißen Zucker zu verwenden. Gesüßt wird vor allem mit Ahornsirup, Datteln, Honig oder Kokosblütenzucker. Denn diese naturbelassenen Nahrungsmittel enthalten neben ihrer Süßkraft auch wertvolle Inhaltsstoffe und treiben zudem den Blutzuckerspiegel nicht zu sehr in die Höhe. Das bedeutet: Ob Schokopudding, Haferflockenkeks, Eis am Stiel, Heidelbeerkuchen oder Kirschmuffin – die süßen Verführungen, die ich Ihnen im Folgenden vorstelle, können Sie sich ab und zu mit gutem Gewissen gönnen.

Vegan, roh

ERDBEER-POPSICLES

2 Limetten | 2 Stängel Basilikum | 3 EL Ahornsirup | 2 EL Chia-Samen | 150 g Erdbeeren

Für 8 Eis am Stiel (Popsicles) | 10 Min. Zubereitung | 4 Std. Kühlen
Pro Stück ca. 35 kcal, 1 g E, 1 g F, 5 g KH

1 Limetten halbieren und auspressen. Basilikumblättchen von den Stängeln zupfen und klein schneiden. Mit Limettensaft, Ahornsirup und Chia-Samen in 400 ml Wasser einrühren und ca. 10 Min. quellen lassen. Zwischendurch noch einmal umrühren.

2 In der Zwischenzeit Erdbeeren waschen, putzen und vierteln oder achteln.

3 Die Chia-Masse gleichmäßig so in die Förmchen füllen, dass diese etwa bis zur Hälfte gefüllt sind. Darauf die Erdbeeren verteilen, die Förmchen mit ihren Deckeln verschließen und gegebenenfalls die Stäbchen hineinstecken.

4 Die Popsicles mindestens 4 Std. im Tiefkühlgerät fest werden lassen.

▸ **siehe Foto Seite 82**

Varianten

Variieren Sie diese sommerliche Eis-Erfrischung mit Himbeeren, Brombeeren oder Heidelbeeren und Minze oder Zitronenmelisse. Wenn Sie keine Popsicle-Förmchen haben, können Sie auch kleine leere Joghurtbecher verwenden. Stecken Sie dann einfach einen Teelöffel als Stiel in Ihr Recycling-Eisförmchen.

Vegetarisch

AVOCADO-OBST-SALAT MIT CHIA-JOGHURT

½ Avocado | ½ Mango | 150 g Erdbeeren | ½ Zitrone | 150 g Naturjoghurt (ersatzweise Sojajoghurt) | 2 EL Chia-Samen | 2 Stängel Basilikum | 2 TL Ahornsirup (ersatzweise Honig)

Für 2 Personen | 10 Min. Zubereitung
Pro Portion ca. 285 kcal, 7 g E, 19 g F, 19 g KH

1 Avocado entkernen und Fruchtfleisch mit einem Teelöffel aus der Schale löffeln. Mango schälen, entsteinen und Fruchtfleisch würfeln. Erdbeeren waschen und halbieren. Zitrone auspressen und alles vorsichtig mischen.

2 Joghurt mit den Chia-Samen verrühren. Basilikumblättchen von den Stängeln streifen und in kleine Stücke zupfen. Obstsalat nach Bedarf mit Ahornsirup abschmecken und auf zwei Dessertschalen verteilen. Chia-Joghurt daraufgeben und mit Basilikum garnieren.

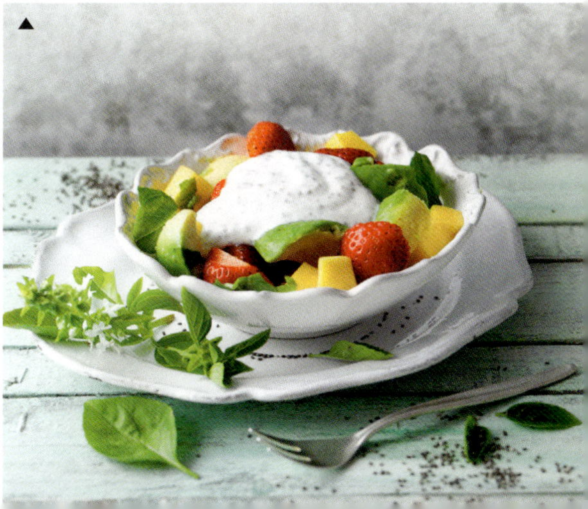
▲

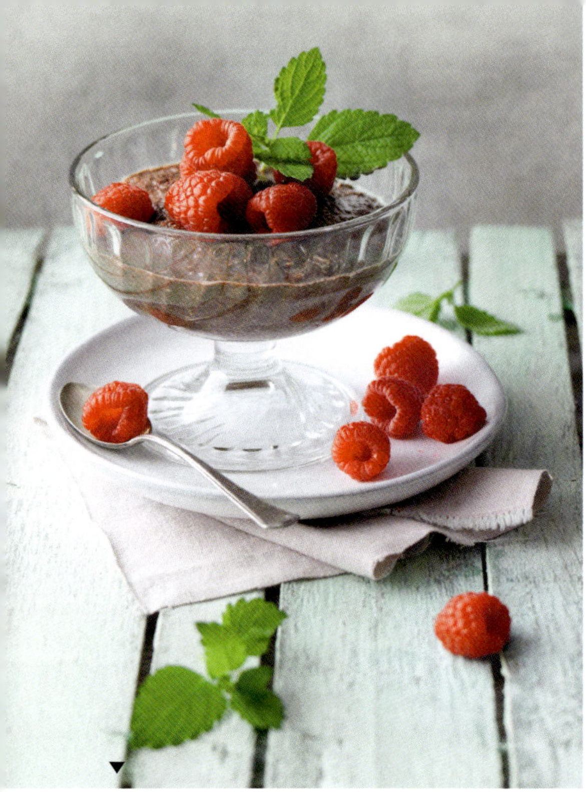

Vegan, roh

SCHOKO-BANANEN-PUDDING MIT BEEREN

60 g Chia-Samen | 1 Banane | 2 Orangen | 2 EL Ahornsirup | 2 EL Rohkakaopulver | 150 ml ungesüßter Mandeldrink | gemahlene Vanille | 150 g Himbeeren (frisch oder TK)

Für 2 Personen | 10 Min. Zubereitung | 3 Std. Kühlen
Pro Portion ca. 395 kcal, 9 g E, 12 g F, 57 g KH

1 Die Chia-Samen in einer Kaffeemühle, im Blender oder Blitzhacker fein mahlen.

2 Banane schälen und in grobe Stücke teilen. Orangen halbieren und auspressen.
100 ml Orangensaft mit Bananenstücken, Chia-Samen, Ahornsirup, Kakaopulver, Mandeldrink und Vanille in einem Mixer gut pürieren.

3 Die Creme in zwei Dessertschälchen füllen und im Kühlschrank etwa 3 Std. steif werden lassen. In der Zwischenzeit gegebenenfalls TK-Beeren auftauen.

4 Die Himbeeren vor dem Servieren auf beiden Schalen verteilen.

INFO

ROHKAKAO

In rohem Kakaopulver stecken noch alle wertvollen Inhaltsstoffe der Kakaobohne, die als Top-Superfood gilt. Allerdings nur in rohem Zustand: Wird die Bohne über 42 Grad erhitzt, gehen viele Antioxidantien und Vitalstoffe verloren. Rohkakaopulver schmeckt etwas intensiver als herkömmliches Kakaopulver, deshalb braucht man gewöhnlich weniger davon. In guter Bioqualität ist es nicht ganz billig, der Preis liegt bei mindestens 5 Euro für 100 Gramm. Sie können für dieses Rezept natürlich auch normales, ungesüßtes Kakaopulver guter Qualität verwenden.

Vegan

KOKOS-ZITRONENGRAS-CREME MIT MANGO

1 Stängel Zitronengras | ½ Limette | 300 ml Kokosmilch | gemahlene Vanille | 2 EL weiße Chia-Samen | 2 EL Kokosblütenzucker | 1 kleine Mango

Für 2 Personen | 20 Min. Zubereitung | 3 Std. Kühlen
Pro Portion ca. 410 kcal, 5 g E, 29 g F, 31 g KH

1 Zitronengras putzen, äußere Blätter entfernen und Gras in feine Ringe schneiden. Limettenhälfte auspressen.

2 Kokosmilch mit Zitronengras und Vanille in einem Topf kurz aufkochen und ca. 10 Min. ziehen lassen. Dann durch ein Sieb in einen Mixer gießen. Limettensaft dazugeben.

3 Chia-Samen fein mahlen. Zusammen mit der Kokosmilch und dem Kokosblütenzucker im Mixer gut pürieren.

4 Mango schälen, halbieren und den Stein entfernen. Das Fruchtfleisch in kleine Würfel oder nach Belieben in Spalten schneiden. 1 EL der Mangostücke in einem geschlossenen Behälter in den Kühlschrank stellen.

5 Die Kokoscreme abwechselnd mit den restlichen Mangostücken in zwei Gläser schichten, mit einer Cremeschicht abschließen. Die Creme im Kühlschrank mindestens 3 Std. fest werden lassen. Vor dem Servieren die Creme mit den Mangostücken aus dem Kühlschrank garnieren.

Weiße oder schwarze Samen

Bei diesem Rezept bevorzuge ich aus optischen Gründen weiße Chia-Samen, denn dann wird die Creme schön hell. Aber natürlich können Sie auch schwarze Samen verwenden. Geschmacklich gibt es keinen Unterschied.

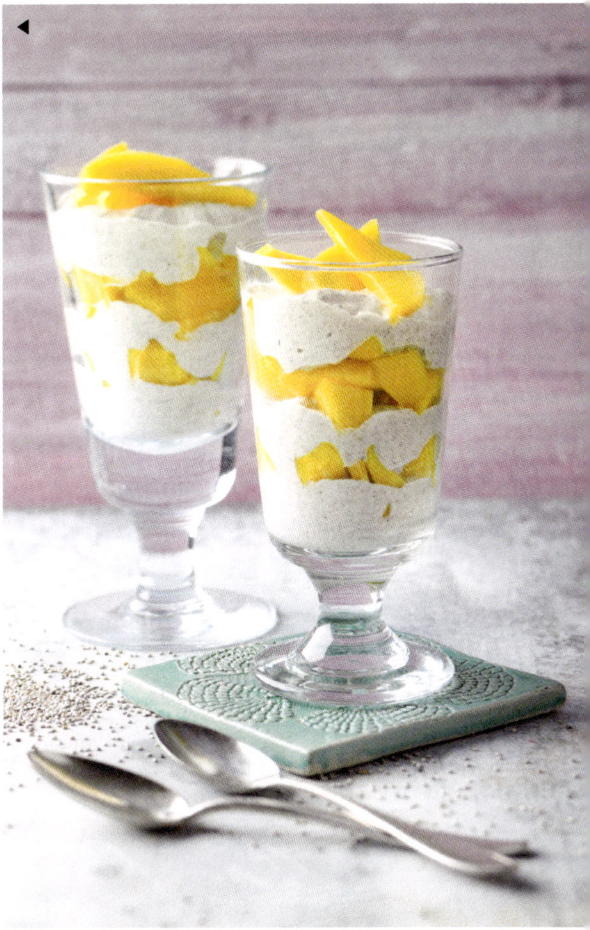

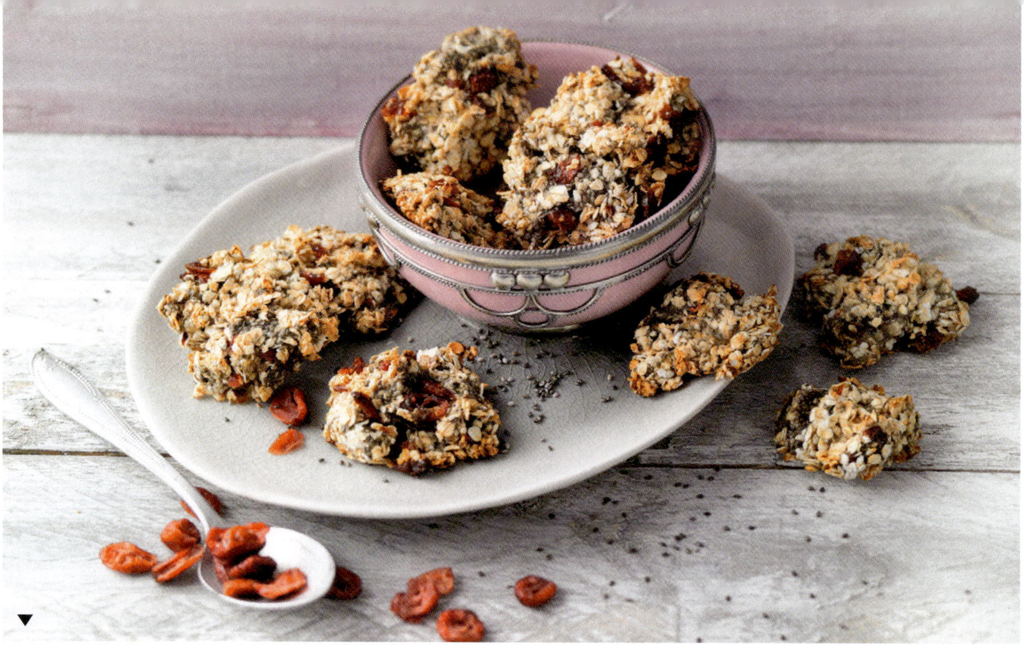

Vegan, glutenfrei

HAFERFLOCKENKEKSE

50 ml Nussdrink | 2 EL Chia-Samen | 2 reife Bananen | 40 g getrocknete Cranberrys | 125 g kernige Haferflocken | 1 EL Mandelmus | 1 TL gemahlene Vanille

Für ca. 20 Kekse | 10 Min. Zubereitung | 10 Min. Quellen | 25 Min. Backen
Pro Stück ca. 50 kcal, 1 g E, 1 g F, 8 g KH

1 Den Backofen auf 180° (Umluft) vorheizen. Die Packung mit dem Nussdrink gut schütteln. Chia-Samen in 50 ml Nussdrink ca. 10 Min. lang quellen lassen.

2 Bananen schälen und mit einer Gabel fein zerdrücken, Cranberrys klein hacken. Dann zusammen mit der Chia-Nussdrink-Mischung, Haferflocken, Mandelmus und Vanille zu einem gleichmäßigen Teig vermischen.

3 Mit einem Esslöffel ca. 20 Teighäufchen auf ein mit Backpapier ausgelegtes Backblech setzen. Ca. 25 Min. backen, der Rand der Kekse soll gebräunt sein.

Varianten

Getrocknete Cranberrys sind im Handel fast nur vorgesüßt zu finden. Kaufen Sie möglichst Beeren, die mit Fruchtsaft gesüßt wurden, nicht mit raffiniertem Zucker. Statt Cranberrys können Sie für die Haferflockenkekse auch andere Trockenfrüchte verwenden. Probieren Sie das Rezept doch beispielsweise mit Rosinen, Aprikosen oder Datteln aus..

Vegan, glutenfrei

SCHOKO-MANDEL-COOKIES

2 EL Chia-Samen | 200 g Mandeln | 50 g weiche Datteln | 100 g Buchweizenmehl | 1 TL Backpulver | 30 g Kakaopulver | 1 ½ EL Kakao-Nibs | 50 g Kokosöl | 75 ml Ahornsirup

Für ca. 16 Stück | 20 Min. Zubereitung | 25 Min. Backen
Pro Stück ca. 160 kcal, 4 g E, 11 g F, 11 g KH

1 Backofen auf 200° vorheizen. Chia-Samen in 50 ml Wasser ca. 10 Min. quellen lassen.

2 Die Mandeln im Blitzhacker zu Mehl verarbeiten. Datteln in jeweils 3 – 4 Stücke schneiden, zu den Mandeln geben und mixen. Anschließend mit einem Löffel Mehl, Backpulver, Kakaopulver und Chia-Gel unter die Masse mischen. Zum Schluss die Kakao-Nibs unterrühren.

3 Kokosöl erhitzen, bis es flüssig wird, mit dem Ahornsirup und ca. 100 ml Wasser unter die Masse mischen, bis ein klebriger Teig entsteht.

4 Mit feuchten Händen jeweils 1 EL Teig zu einer Kugel formen und auf ein Backblech setzen. Mit einem ebenfalls feuchten Kochlöffel etwas flach drücken. Die Kugeln ca. 25 Min. auf mittlerer Schiene backen, bis die Cookies fest und leicht gebräunt sind.

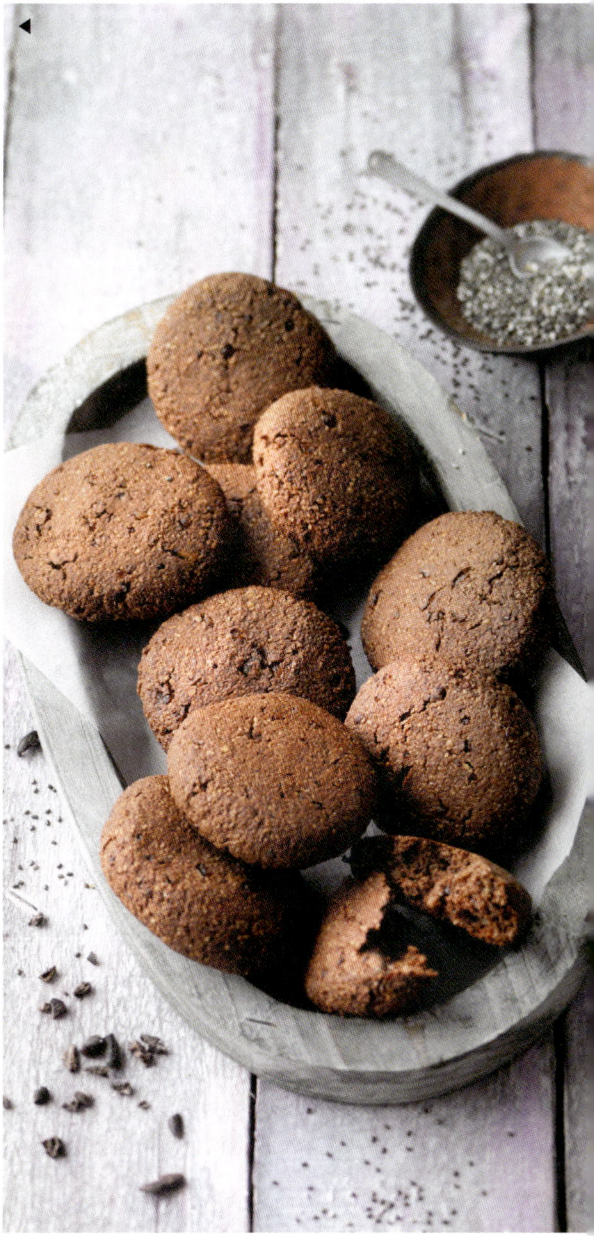

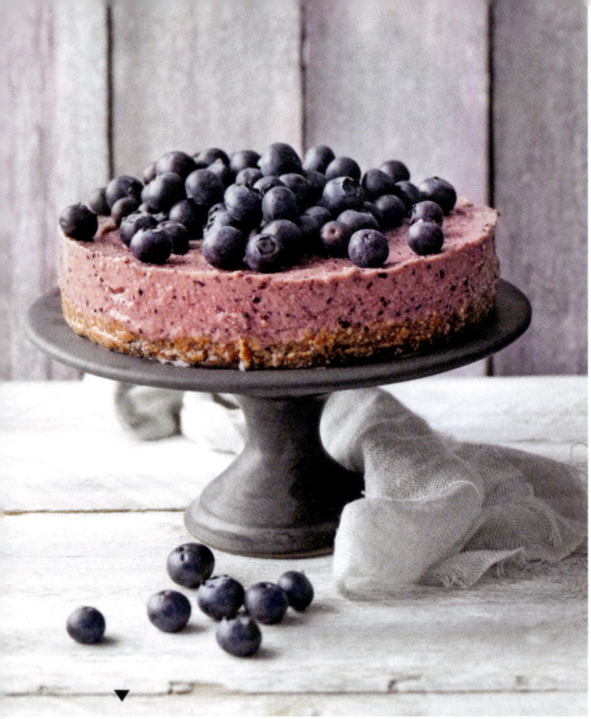

Vegan, roh, glutenfrei

HEIDELBEER-CASHEW-CAKE

Für den Boden: 50 g Sonnenblumenkerne | 80 g weiche Datteln | 3 EL Chia-Samen

Für die Füllung: 150 g Cashewkerne | 1 Bio-Zitrone | 60 g Kokosnussöl | 3 EL Ahornsirup | 200 g Heidelbeeren (frisch oder TK) | 100 g frische Heidelbeeren zum Garnieren

Für 1 kleine Springform mit 12 Stück (ca. 15 cm ∅) | 25 Min. Zubereitung | mind. 6 Std. Einweichen | ca. 2,5 Std. Kühlen und Ruhen

Pro Stück ca. 185 kcal, 4 g E, 13 g F, 13 g KH

1 Die Cashewkerne mindestens 6 Std. in Wasser einweichen.

2 Für den Boden die Sonnenblumenkerne im Blitzhacker zu Mehl mahlen. Datteln grob hacken und im Blitzhacker zerkleinern, bis sich eine zähe Masse gebildet hat. Sonnenblumenkernmehl und Chia-Samen zugeben und alles zu einer Art Teig verkneten.

3 Die Springform mit Backpapier auslegen. Den Teig auf dem Boden verteilen und leicht andrücken. Dann in den Kühlschrank stellen.

4 Für die Füllung die Zitrone heiß abwaschen, abtrocknen und mit einer Reibe etwa die Hälfte der Schale abreiben. 1 Zitronenhälfte auspressen. Die eingeweichten Cashewkerne mit kaltem Wasser abspülen und mit 4 – 5 EL Wasser, 1 EL Zitronensaft, Kokosnussöl, Ahornsirup, Beeren und Zitronenabrieb nach Belieben in einem Blender zu einer cremigen Masse verarbeiten.

5 Die Cashewcreme gleichmäßig auf dem Kuchenboden verteilen und glatt streichen. Den Kuchen mindestens 2 Std. im Tiefkühlgerät fest werden lassen. Dann mindestens 20 Min. vor dem Servieren aus dem Tiefkühler nehmen, damit er Raumtemperatur annehmen kann. Mit den frischen Heidelbeeren garnieren.

Varianten

Diese rohe vegane Variante eines Cheesecake ist köstlich und gesund, aber auch ziemlich gehaltvoll. Deshalb reicht gewöhnlich eine kleine Kuchenform völlig aus. Genauso gut schmeckt die Torte auch mit Brombeeren, Himbeeren oder mit Mango.

Vegan, glutenfrei

KIRSCH-ZIMT-MUFFINS

200 ml Mandeldrink | 2 EL Chia-Samen | 200 g Kirschen (frisch oder TK) | ½ Zitrone | 175 g zarte Haferflocken | 150 g gemahlene Mandeln (+ 2 EL zum Ausstäuben) | 50 g Stärke | 1 gehäufter EL Backpulver | 2 TL Zimtpulver | Salz | 150 g Ahornsirup | 100 ml Rapsöl | 150 g Apfelmus | Öl für die Form

Für 12 Stück | 25 Min. Zubereitung | 35 Min. Backen
Pro Stück ca. 290 kcal, 6 g E, 18 g F, 26 g KH

1 Backofen auf 190° vorheizen. Mandeldrink mit den Chia-Samen mit einem Schneebesen gut verrühren und ca. 10 Min. quellen lassen.

2 In der Zwischenzeit die Kirschen waschen, gegebenenfalls Stiele abzupfen und entsteinen. Die Zitrone auspressen.

3 Die Haferflocken in einer Küchenmaschine zu Mehl verarbeiten, mit Mandeln, Stärke, Backpulver, Zimt und einer Prise Salz vermengen.

4 Die Chia-Mandeldrink-Mischung, Ahornsirup, 1 TL Zitronensaft, Öl und Apfelmus dazugeben und verrühren.

5 Das Muffinblech mit 1 TL Öl gründlich einfetten und mit Mandeln ausstäuben. Den Teig in die Formen verteilen. In jeden Muffin 4–5 Kirschen drücken.

6 Die Muffins auf der mittleren Schiene im Ofen 35 Min. backen, bis bei der Holzstäbchenprobe kein Teig mehr kleben bleibt. Muffins aus dem Ofen nehmen und kurz ruhen lassen. Dann aus der Form nehmen und auf einem Kuchengitter auskühlen lassen.

Feines Frühstück

Diese Muffins sind nicht sehr süß und außerdem voller gesunder Müslizutaten. Damit passen sie auch perfekt zum Frühstück. Für die Kaffeetafel am Nachmittag können Sie für etwas zusätzliche Süße Puderzucker über die Muffins streuen.

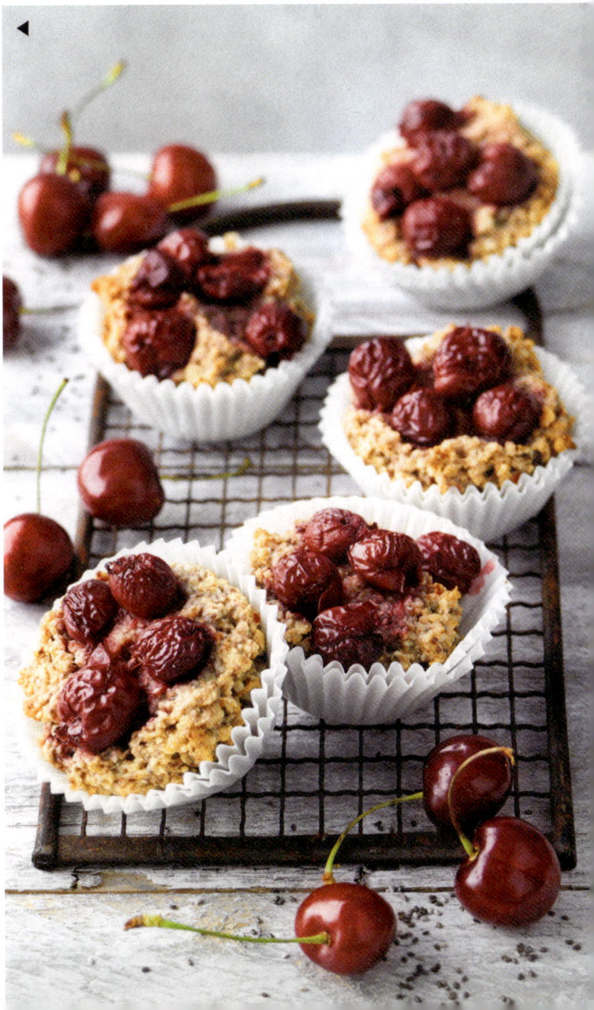

Bücher, die weiterhelfen

Arnot, Dr. Bob
Die Aztekendiät: Gesund und schlank mit Chia
Goldmann Verlag

Bachmann, Katharina
SOS Schlank ohne Sport
Goldmann Verlag

Coates, Wayne
Chia: Rediscovering a Forgotten Crop of the Aztecs
University of Arizona Press

Fuhrman, Joel
Superimmun
Riva Verlag

Liddon, Angela
Oh She Glows! Das Kochbuch
Unimedica Verlag

McDougall, Christopher
Born To Run
Heyne Verlag

Rath, Tom
Eat Move Sleep – Was uns wirklich gesund macht
Goldmann Verlag

Reeb, Stephanie
Wellcuisine
Knaur Balance

Simonsohn, Barbara
Chia Power
Windpferd Verlag

Simpson, Lily; Hobson, Rob
Das große Detox Kochbuch
Edel Verlag

Wilson, Sarah
Goodbye Zucker
Goldmann Verlag

Wolfe, David
Superfoods – Die Medizin der Zukunft
Goldmann Verlag

Woodward, Ella
Deliciously Ella
Bloomsbury Berlin

Bücher aus dem GRÄFE UND UNZER VERLAG

Bingemer, Susanna
Superfoods. Kraftpakete aus der Natur

Bingemer, Susanna; Gerlach, Hans
Kochen mit Superfoods

Froböse, Prof. Dr. Ingo
Das Turbo-Stoffwechsel-Prinzip

Grillparzer, Marion
Simple Detox. Das 7-Tage-Entgiftungsprogramm

Grillparzer, Marion
Fatburner-Smoothies. Turbo-Schlankmacher aus der Natur

Hickisch, Burkhard
Green Power. Mit grünen Smoothies körperlich fit, emotional ausgeglichen, geistig klar

Just, Nicole
La Veganista. Iss dich glücklich mit Superfoods

Pfannebecker, Inga
Superfoods für unterwegs. Mit Power durch den Tag

Sandjon, Chantal
Rohkost für Einsteiger

Staabs, Nicole
Detox-Smoothies. Entschlacken mit Power-Drinks

Stanitzok, Nico; Hausmann,Carolina
Low Carb. Das Kochbuch für Berufstätige

Adressen, die weiterhelfen

Bezugsadressen

Hier finden Sie eine Auswahl von Herstellern und Vertrieben, die Chia-Samen und Produkte mit Chia in guter, regelmäßig geprüfter Qualität anbieten:

www.govindanatur.de

Der Naturkosthersteller hat schwarze und weiße Chia-Samen in Bioqualität im Angebot. Außerdem gibt es Chufli-Chia-Brei, Chia-Mehl, Chia-Keimlinge, Cracker und Energy Balls mit Chia.

www.hanoju-shop.de

Spezialist für Superfoods und Nahrungsergänzung, der auch schwarze und weiße Chia-Samen in Bioqualität vertreibt. Außerdem im Angebot sind Sticks, Trinkpulver und Tabletten mit Chia-Samen.

www.keimling.de

Der wohl älteste Rohkostversand Deutschlands führt schwarze und weiße Chia-Samen, außerdem Cracker, Konfekt, Müsli, Toppings und Fruchtsnacks mit Chia und das alles in Bioqualität.

www.naduria.de

Neben Quinoa und Amarant hat sich der Online-Händler auf Chia spezialisiert: Er bietet die Samen aus konventionellem Anbau und in Bioqualität an. Außerdem vertreibt er Chia-Öl in konventioneller Qualität.

www.nu3.de / www.nu3.ch

Einer der führenden Online-Shops mit breitem Angebot in Sachen Naturkost, Superfoods und Nahrungsergänzung großer Marken verkauft auch hochwertiges Chia in Bioqualität und Bio-Chia-Mehl in Eigenmarke. Extraseite für Lieferungen in die Schweiz.

www.pureraw.de

Der Rohkostversand mit großer, liebevoll zusammengestellter Auswahl an Superfoods bietet auch Bio-Chia-Samen in Rohkostqualität.

www.sachia.de

Der Naturkosthersteller Übelhör war der Erste, der für Chia in Deutschland eine Importgenehmigung hatte und Chia unter der Marke Sachia auf den Markt brachte. 2006 hat die Firma in Mexiko ein Tochterunternehmen gegründet, das für Anbau, Reinigung und Verkauf der Samen in konventioneller Qualität und in Bioqualität zuständig ist. Besonderen Wert legt man auch auf faire Arbeitsbedingungen für die Angestellten vor Ort. Im Angebot: schwarze und weiße Samen, Sticks, Porridge und Müsli sowie Chia-Öl in Bioqualität.

Internet-Links

www.aid.de

Die Seite des aid infodienstes, eines gemeinnützigen Vereins, der mit öffentlichen Mitteln gefördert wird, bietet auch Infos zu Chia-Samen.

www.vebu.de

Seite des Vegetarierbunds Deutschland.

Unser Experte

Marco Böning

Mit körperlicher Fitness und ausgewogener Ernährung ein vitales Leben führen – dafür stehen Marco Böning und Philipp Ritzmann. In Berlin führen die beiden Sportwissenschaftler ihr Unternehmen MARC MAXWELL, das neben Personal Training und Betrieblichem Gesundheitsmanagement auch ein spezielles 15-Minuten-Programm für Sporteinsteiger und Fortgeschrittene anbietet.
www.marc-maxwell.de

Sachregister

Rezeptregister

Backofenhinweis

Die Backzeiten können je nach Herd variieren. Die Temperaturangaben in unseren Rezepten beziehen sich auf das Backen im Elektroherd mit Ober- und Unterhitze und können bei Gasherden oder Backen mit Umluft abweichen. Details entnehmen Sie bitte Ihrer Gebrauchsanweisung.

Impressum

Projektleitung: Silvia Herzog
Lektorat: Ulrike Geist
Korrektorat: Christian Wolf
Versuchsküche: Adèle Steinbeis
Bildredaktion: Nadia Gasmi
Umschlaggestaltung und Layout: independent Medien-Design, Horst Moser, München
Herstellung: Petra Roth
Satz: Kösel Media GmbH, Krugzell
Reproduktion: Repro Ludwig, Zell am See
Druck und Bindung: Schreckhase, Spangenberg

Printed in Germany

ISBN 978-3-8338-5627-3

1. Auflage 2016

Die GU-Homepage finden Sie unter www.gu.de

www.facebook.com/gu.verlag

Bildnachweis

Cover und Innenteil: Kramp + Gölling, Reeßum
Weitere Fotos: Fotolia: S. 36, 37; Getty Images: S. 8, 10, 20, 31; GU: S. 39 (N. Olonetzky); Hans Gerlach: S. 4 oben; Mauritius Images: Innenklappe hinten (Chia-Blüte); Shutterstock: S. 25, Innenklappe hinten (Glas Wasser); Uwe Urbas: S. 40, 43.

Syndication: www.seasons.agency

Wichtiger Hinweis

Die Gedanken, Methoden und Anregungen in diesem Buch stellen die Meinung bzw. Erfahrung der Autorin dar. Sie wurden von ihr nach bestem Wissen erstellt und mit größtmöglicher Sorgfalt geprüft. Sie bieten jedoch keinen Ersatz für persönlichen kompetenten medizinischen Rat. Jede Leserin, jeder Leser ist für das eigene Tun und Lassen weiterhin selbst verantwortlich. Weder Autorin noch Verlag können für eventuelle Nachteile oder Schäden, die aus den im Buch gegebenen praktischen Hinweisen resultieren, eine Haftung übernehmen.

QUALITÄTS GU GARANTIE

Liebe Leserin, lieber Leser,

haben wir Ihre Erwartungen erfüllt? Sind Sie mit diesem Buch zufrieden? Haben Sie weitere Fragen zu diesem Thema? Wir freuen uns auf Ihre Rückmeldung, auf Lob, Kritik und Anregungen, damit wir für Sie immer besser werden können.

GRÄFE UND UNZER Verlag
Leserservice
Postfach 86 03 13
81630 München
E-Mail:
leserservice@graefe-und-unzer.de

Telefon: 00800 / 72 37 33 33*
Telefax: 00800 / 50 12 05 44*
Mo–Do: 9.00 – 17.00 Uhr
Fr: 9.00 – 16.00 Uhr
(gebührenfrei in D, A, CH)*

Ihr GRÄFE UND UNZER Verlag
Der erste Ratgeberverlag – seit 1722.

Umwelthinweis

Dieses Buch wurde auf PEFC-zertifiziertem Papier aus nachhaltiger Waldwirtschaft gedruckt.

GRÄFE UND UNZER

Ein Unternehmen der
GANSKE VERLAGSGRUPPE

Mehr Energie, mehr Wohlbefinden!

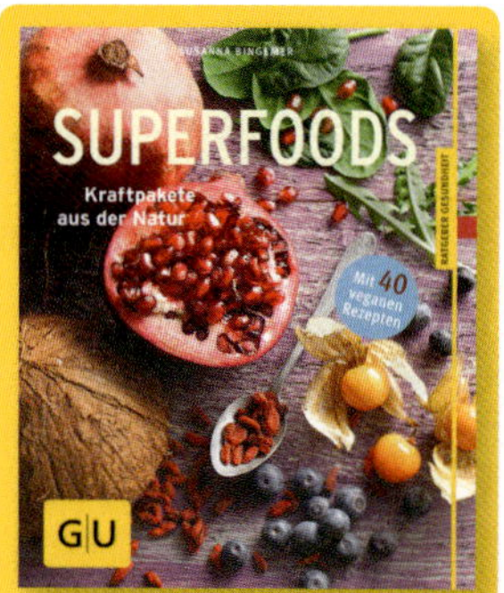

ISBN 978-3-8338-4227-6

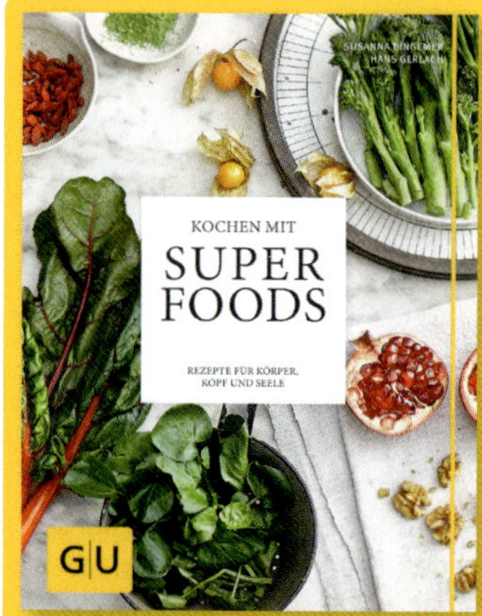

ISBN 978-3-8338-4471-3

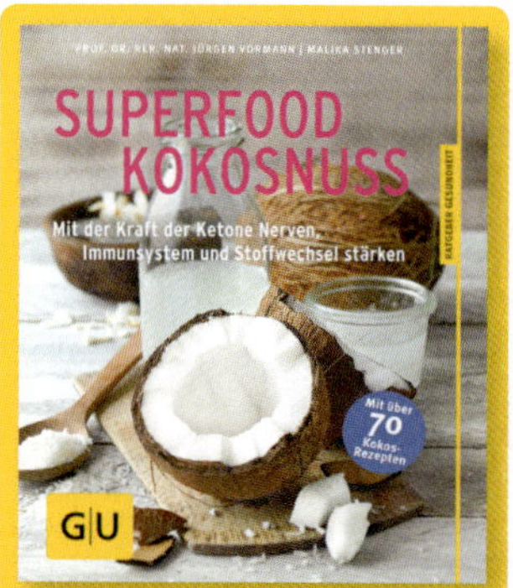

ISBN 978-3-8338-5313-5

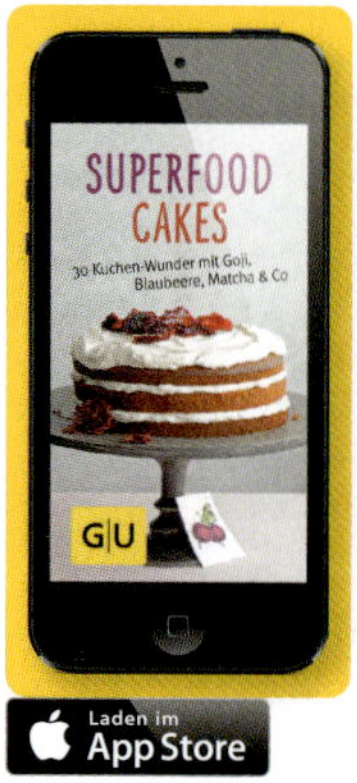

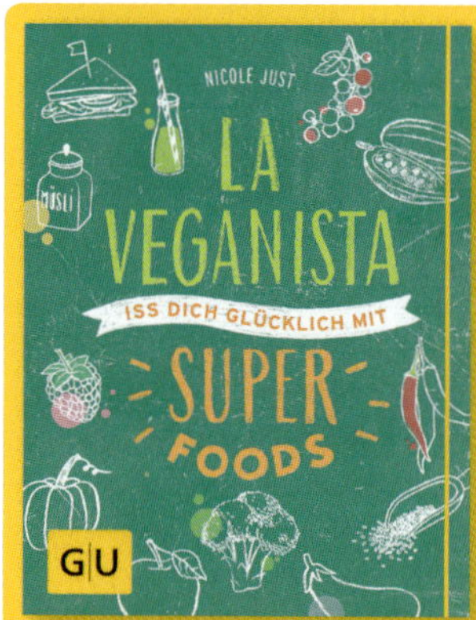

ISBN 978-3-8338-4468-3

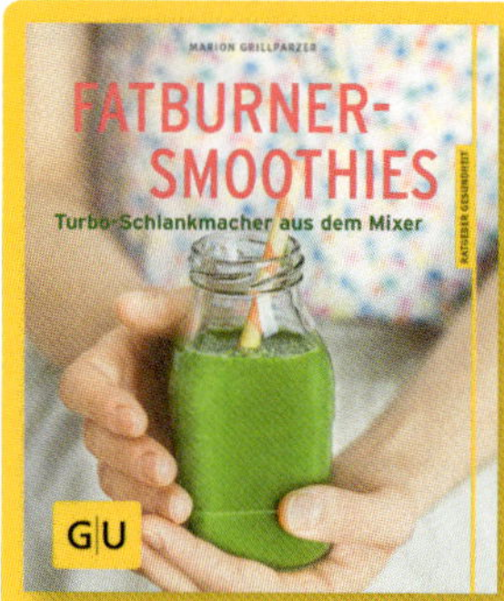

ISBN 978-3-8338-5180-3

e Alle hier vorgestellten Bücher sind auch als eBook erhältlich.

G|U

Willkommen im Leben.

Mehr von GU auf **www.gu.de** und

facebook.com/gu.verlag